JN318190

歩くとなぜいいか?

大島　清

PHP文庫

○本表紙図柄＝ロゼッタ・ストーン（大英博物館蔵）
○本表紙デザイン＋紋章＝上田晃郷

まえがき

人はなぜ歩くのだろうか？
「足」があるから。
「道」があるから。
行くべき「場所」があるから。
「ダイエット」になるから。
「生活習慣病の予防」になるから。
「ボケ防止」になるから。
「考えごと」は歩いた方がまとまりやすいから。
どれも正解だろう。
だが、もし歩くことが苦痛だったらどうか。どんな理由があるにしろ、歩くことが苦痛なら人は何とかして歩かない方法を考えるだろう。

しかし、散歩に出ると実に多くの人が歩いているのに出くわす。みんな楽しそうだ。最近よく見かけるのは、長年連れ添ったと推察される夫婦の二人歩きだ。苦しんで歩いている人など一人もいない。

すると、「人はなぜ歩くか?」の答えとして「楽しいから」があっていいことになる。というより、これが一番目にあって、次にいろいろな目的が出てくるのではないか。

歩くことは楽しいことなのだ。実際、人はダルマさんではないのだから、一つ所にじっとしてはいられない。歩いているとさまざまな光景に出合う。大勢の人とすれ違うし、いろいろな花が咲いているのを見ることができる。次から次に現れる商店の店頭でウインドウショッピングも可能になる。遠くにある山がだんだん近づいてくるのも、歩く楽しみの一つに数えていいだろう。

わたしたちは歩くことで、パノラマのように次々と目の前に展開する出来事を楽しむことができる。「展開する出来事」はすべて情報。その情報を楽しむことは生きていることの証《あかし》でもある。

この本でまず明らかにしたいのは、歩くことの楽しさだ。

そして楽しく歩くことで結果として、健康になり、ダイエット効果が得られ、精神の明るさを取り戻し、食欲が増して食事が楽しくなるし、心の風景が豊かになる。

そういうことを書こうとしている。

キーワードは「歩くと楽しい」である。

読者のみなさんに、わたしの体験から得られた楽しく歩くための情報をお知らせしたいと思う。

まず「ダイエットありき」、あるいは「生活習慣病予防ありき」でなく、まず「歩く楽しみ」があり、その結果としてダイエットになり、長生きでき、脳年齢が若くなり、ボケ防止になり、生活習慣病の予防になり、がんとも闘えるし、気持ちが強くなる。

こういうふうに考えれば、自然に歩くことが長続きする。どうせやるなら楽しく長く続けたいというのが正解だろう。

歩くとなぜいいか？

目次

第1章 「歩くこと」は趣味の王さまだ

第2章 「歩くこと」は健康法の王さまだ

第3章 「歩く技術」を学ぼう

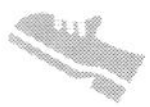

第4章　「わが町」のマップを心の中に広げよう

第5章 「目」で歩き、「耳」で歩く

第6章 「歩くこと」「食べること」は脳の幸せ

第1章

「歩くこと」は趣味の王さまだ

現代人は、こんなに歩かなくなった！

現代人は意外に歩いていない。

歩いていると思っている人でも一日七〇〇〇歩くらいしか歩いていない。極端な例では一日数百歩しか歩いていなかったという人さえいる。

病人ではない。ある会社の社長さんだ。

たしかに運転手つきの車で通勤し、一日を書類の決裁やら会議やらで費やしていたらこんな歩数になってしまうのだろう。

しかし江戸時代の社長である御店《おたな》の主人でも、一日一万歩は歩いていた。江戸庶民は平均すると一日三万歩は歩いていたそうだ。

これは明治になっても変わらず、明治から大正にかけてのサラリーマンは一日平均で三万歩は歩いていた。一歩平均を五〇センチとすると、一日十五キロは歩いていた計算だ。

では明治時代のサラリーマンに比べて現代のサラリーマンはどれくらい歩いているのだろうか。

現代のサラリーマンは平均すると一日わずか五〇〇〇歩から七五〇〇歩くらいしか歩いていないとされている。明治時代のサラリーマンの六分の一から四分の一しか歩いていないことになる。

しかもサラリーマンの場合、地位が上がるごとに歩かなくなる傾向がある。冒頭の社長がその典型だ。

あるお医者さんの調査では、課長・係長クラスで一日平均七〇〇〇歩、部長クラスで平均五〇〇〇歩、車つきの重役に至ってはわずか三〇〇〇歩しか歩いていないという結果が出ている。

その車を運転する運転手という職業も歩かない職業の代表とされている。バスやタクシーの運転手さんは一日平均二五〇〇歩くらいしか歩いていない。

一方で主婦というと掃除をしたり、洗濯物を干したり、買い物に行ったりと、こまめに歩いているように見られがちだ。しかし、主婦も意外に歩いていない。一日中家で家事労働をしているだけではおよそ二五〇〇歩程度、買い物をしても一日五〇〇〇歩程度しか歩いていないというデータがある。

つまりサラリーマンも主婦も、ふつうの生活をしているだけでは意外に歩いていないことになる。

何気なく暮らしているだけでは江戸時代の三万歩はおろか一万歩も歩けない。これが現代人が置かれている現実だ。

一日一万歩歩くためには「歩こう」という意識がいる。

さらに三万歩まで増やそうとすれば「がんばって歩こう」という意識や努力と工夫が必要になる。

サラリーマンや主婦が意識せずに一日五〇〇〇歩くらい歩いているとすれば、意識してもう五〇〇〇歩積み増すようにする。こうすれば一日一万歩は歩ける。

第2章で詳しく書くが、一日一万歩を歩いていれば、肥満を防ぎ、生活習慣病を防ぎ、健康な生活を維持することができる。

大切なのは意識して歩くということだ。でも「がんばって歩こう」は少しつらい。どうせなら「楽しく歩けないものか」。

仕事に追われ家事に追われて一日五〇〇〇歩を歩いているなら、後の五〇〇〇歩は楽しんで歩く方がいい。

「歩かなければならない」という気持ちに追いかけられて歩いているだけではストレスが溜まるだけだ。

だから、楽しく歩いて体や気持ちをリラックスさせる。意識して歩くことにより、体と気持ちのバランスもとれるはずだ。

楽しんで歩けば、歩くことが趣味になる。歩くのを趣味にしてしまえば、一日五〇〇〇歩積み増すのはそれほど大変なことではない。五〇〇〇歩は、距離にすれば二キロ強から三キロといったところだろう。

仕事や家事の合間をぬって片道一・五キロの距離を楽しんで往復すれば、それだけで五〇〇〇歩は積み増すことができる。

リフレッシュもできるし、脳にも体のためにもなる。

つまり歩く趣味は実益も兼ねているから気分がいい。

「歩くことはそれだけで喜びになる」ことを知っていますか？

一日に五〇〇〇歩程度を積み増すのは、それほど大変なことではないと思う。いちばん簡単な方法は、三十分程度の散歩だ。

サラリーマンなら、いつも使っている駅の一つ手前で降りてオフィスまで歩く。帰りも同じようにすれば、それだけで五〇〇〇歩程度は歩けるだろう。

朝は忙しくて時間がつくれないというなら、昼休みに十五分程度の散歩をするというのもいいだろう。ちょっと遠くの店までがんばって行って昼飯を食べるのだ。

帰りは一つ先の駅から乗るようにすれば、合計で三十分程度は歩けるのではないだろうか。

このように意識して時間をつくり出すようにするだけで、だんだんと歩くことが趣味になっていくはずだ。

わたしたちはもともと歩くことが嫌いではない。というより、わたしたちの脳は歩くことに喜びを感じるようにできている。

歩いているとき、脳は活発に動いている。ギリシャの哲学者アリストテレスは、散歩をしながら弟子たちに講義し、散歩をしながら議論もした。わたし自身の経験から言っても、歩いているときの方が、自由な着想が得られるような気がする。

なぜだろうと考えて、一つの結論に達した。歩くことは本能に根ざした快感であり、快感に包まれるとき脳は活発に動いているのだ。

しかし昔の人のように歩かなくなった現代人は、歩く喜びを忘れてしまっている。意識して歩くというのは、その喜びを思い出すことなのだ。三十分歩けば三十分楽しくなる。楽しければ、また歩こうという気にもなるだろう。

しかしそうは言っても、三十分歩いたけれど、一向に楽しくなかったという人がいるかもしれない。ただその人も間違いなく、歩いた分だけ足腰が鍛えられている。体が健康になっている。

体のためによかったのだと考えれば、また歩こうという気分になるはずだ。だから一日や二日歩いただけでつまらないと決めつけないでほしい。歩く喜びを思い出すのに時間がかかっているだけなのだ。言葉を換えれば、それだけ「現代人」になっているということだ。

歩いている間は、少しだけ現代人を忘れるようにしてみるといいかもしれない。子どものころ下町を歩き回ると、横町ごとにいろいろな匂いがしていたな、とか、稲を刈った後の広々とした田んぼを走り回って泥んこになったな、などと思い出してみる。

こんなふうに思うだけで、たとえ都会を歩いていても風景が違って見えるものだ。昔懐かしい看板が目に飛び込んできたり、公園のささやかな自然に故郷の風景を思い起こしたりするかもしれない。

現代人は忙しすぎるし、うるおいがなさすぎる。歩くことは、こうした忙しさからしばし自分を解放することであり、かさかさした心にうるおいをもたせることにもなる。

この二つの要素は、長続きする趣味に欠かせないものでもある。歩くという簡単な行為でしばし〝現代人〟を忘れてみると、それまで気づかなかった自分が見えてくるかもしれない。

いい趣味は新たな自分もつくり出す。こんなことからも歩くことは趣味の王さまと言えるのではないだろうか。

さっそうと歩く人は、「気持ち」の背筋もグーンと伸びる

一日に数千歩しか歩かないと、やがて足腰が弱ってしまう。

弊害はそれだけではない。足腰が弱ると気持ちまで弱ってしまう。「歩くこと」と「気持ち」は連動している。

最後のひとがんばりができない人や、物事を簡単に諦めてしまう人、ちょっと

したトラブルにつまずいて、なかなか立ち直れず、くよくよ悩んでしまう人などは、意識して歩いてみるといい。

こういう人たちの中には、案外歩いていない人が多い。歩くことによって、気持ちが強くなるということがしばしばあるのだ。

知り合いに、歳のせいで気力が衰えてしまったと嘆く人がいた。まだ六十を少し過ぎたばかりの人で、気力が萎《な》えるには若すぎる。

話を聞くと、会社を定年退職した後、生きがいを失ってしまったという。打ち込めるものを探していろいろなことにチャレンジしたが、どれも長続きしない。これは歳のせいだと思い込んでいた。

「無趣味な仕事人間の末路はこんなものです」と自嘲的に言う彼に、意識して歩くことを勧めてみた。最初は「散歩は趣味じゃない」と渋っていたが、「一日一万歩を目安に意識して歩いてみたらどうだろう」と勧めた。

歩数計を買って歩き始めた彼が最初に報告してきたのは、「意外に歩いていないことがわかりました」ということだった。近所を散歩して歩いた気になっても一日四〇〇〇歩くらいにしかならなかったというのだ。

一念発起した彼は意識して歩き出した。

やがて歩くことが楽しくなり、足腰も鍛えられてきた。足腰が鍛えられるにつれて気力もよみがえってきたようだ。自嘲的な言い方をしなくなったし、つまらないグチも言わなくなった。

歩くことによって自然に気持ちも強くなったのだと思う。

気持ちが弱っているときに、「こんなことでどうする」と自分に腹を立てたり、自分を責めたりするとかえって逆効果になることがある。

こういうときも歩くことだ。それもゆっくりではなく、さっさっさっという具合に、少しだけ早足でさっそうと歩いてみる。

たったこれだけのことで、くよくよ思い悩んでいることがばかばかしくなることがある。

前向きな気持ちになって、問題に正面から向き合おうという気になることがある。

なぜこんなことになるかというと、歩くことによって強い気持ちを取り戻すことができたからだ。

繰り返して言うが、歩く趣味は気持ちまで強くするのである。

やり方一つで、仕事に「歩く趣味」を取り込める

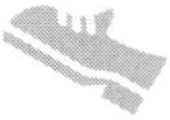

意識して歩けば、それだけで歩くことが趣味になる。

たとえば会議中、急に足りない書類が出てきて、一つ上のフロアに取りにいかなくてはならなくなったとしよう。いつ来るかわからないエレベーターを待つか階段を駆け上がるか。会議が進行中ということを考えれば階段を駆け上がるだろう。

こんなとき、なかなか来ないエレベーターを恨みながら階段を上るのと、体を動かす時間がとれたと喜んで階段をほいほい駆け上がるのとでは、まず気持ちに大きな違いが出る。

これもビジネスかと思って階段を上がるのと、エクササイズの一環と思って階段を上るのとでは足の運びにも違いが出るだろう。

鉄人レースともいわれるトライアスロンに挑戦している人は、仕事中でもこういうチャンスを見逃さないようにしているそうだ。

趣味とはいえ、日常的にトレーニングを続けなくては過酷なレースに挑戦することさえできない。昼休みには毎日ランニングをし、仕事帰りにプールで泳いで、土日は集中的にバイク（自転車）に乗るというような生活を続けている。

しかしこれだけではまだ不十分で、仕事中もいろいろと工夫してトレーニングを続けているという。基本的にエレベーターは使わないというのもその一つだそうだ。

こんな過酷なレースをめざすのでなくても、見習いたいことはたくさんある。基本は意識して体を動かすというところだ。

意識しなければなかなか体は動かせないものなのだ。くどいくらいにこれを繰り返しているのは、歩くことの基本はこのことを知るところからしか始まらないからだ。意識して体を動かし、足を動かす――ここから趣味が始まる。

前にも書いたが、サラリーマンは一日平均で五〇〇〇歩程度しか歩いていない。一日一万歩をめざすとすれば、残りの五〇〇〇歩は意識しなければ歩けない。

足りない書類を取りにいくときも、「しめた、これで数十歩はかせげる」というように思えれば、その分だけ一万歩に近づける。意識するとはそういうことなのだ。

階段を上るのがつらければ下りるだけでもいいだろう。上りはエレベーターを使ったとしても、下りは階段を歩いてみる。これでまた少し一万歩に近づける。

階段で思い出した話がある。階段は健康チェックのいいバロメーターになるというのだ。三階分の階段をふつうの速さで上ってみる。着いたとき、息も絶え絶えで、手すりにつかまらなければまともに立っていられないという状態なら、かなりの運動不足に陥っている。

もし体に異常がないなら、趣味というよりもっと積極的に、リハビリとして意識して歩くことを考えた方がいいかもしれない。無理をせず、少しずつ運動不足を解消して体力をつけていくうちに、歩くことが趣味になる。

この程度の運動なら仕事中に十分できる。階段三階分を上れないような人は、仕事中も自分で動かず人を動かしていることが多いはずだ。「すまないがお茶をいれてきてくれないか」とか、「大至急これをコピーしてきてくれ」「弁当を買いに行くついでに買ってきてくれ」などと、人を動かしていないだろうか。

見方を変えればこうしたことは、仕事中に他人の趣味の時間をつくってあげているようなものだ。意識して歩きたいと思っている人なら、このような頼みも喜んで引き受けるだろう。自分のためになるからだ。

しかし無意識に頼む方はどうだろう。その積み重ねが、階段を上る体力を一歩ずつ衰えさせているとしたら、うまく人を使っているとはとても言えないのではないだろうか。

歩く趣味に「運動神経」はいらない

歩く趣味は人を選ばない。それどころか、歩くことなどつまらないと思っている人こそ、この趣味にはまりやすい。

とっつきは悪いが、話してみるとすっかり気が合ってしまったという人がいる。最初のイメージがあまりよくなかっただけに、打ち解けるとかえって親しみが増すことがある。

歩くことはつまらないと思っている人も、これと似たような感じをもっている。思い違い、食わず嫌いといったような感覚で、誤解が解けると親しみがぐっと増す。

歩くのがつまらないと思い込んでいる人の多くは、まだほんとうの歩く楽しみを知らない人たちなのだ。

一度歩く楽しさを知れば、ほとんどの人が歩くのが好きになる。歩く趣味はそれくらい間口が広く、奥が深い。これが歩く趣味の大きな魅力、王の王たるゆえんだろう。

たとえば子どもや孫といっしょに日溜まりの中を歩くことができる。どちらかのペースに合わせて歩いても、それがハンデにはならない。気の合った人といっしょに歩いていれば、それだけで楽しいものだ。

ハンデもつけずに、六十歳以上の年齢差を超えていっしょに楽しめる趣味はそう多くはないはずだ。

むしろ若い人にハンデがつくことさえある。

歩く趣味は人を選ばないから、その気にさえなれば誰でもできる。年齢も性別も関係なく、日常的に歩いている人はそれだけで「歩きの達人」になる。しかも、歩きの達人は外観だけではそれとわからない。きゃしゃなご婦人だったり、顔に深いしわを刻んだ熟年の男性だったりする。

こういう人たちといっしょに自然の中を歩いていると、ふだんあまり歩かない若者の方がへばってしまうことがある。

ふうふう言ってへたり込んでいる若者に、きゃしゃなご婦人が「だいじょうぶですか」などと声をかけ、飲み物を分けてあげたりする。あるいは、熟年の達人が「荷物が多すぎるようだから、少しもってあげよう」などと助け舟を出す。

きゃしゃなご婦人とはいえ、ふだんから歩き込んでいる人は贅肉がそぎ落とされ、スリムな体型になっている。意識して歩いていれば、誰でもこうした歩きの達人になれる。

歩く趣味にはすぐれた運動神経はいらない。研ぎ澄まされた反射神経もとりわけ必要ない。天才と呼ばれるようなもって生まれた資質も不要だ。

歩く趣味は人を選ばないだけに、どんな人でも「歩きの達人」になれる。必要なのは「継続」の二文字だけだ。

しかし「継続」とはいいながら、足の裏をペタペタ地につけながら歩いていては、足の運動からの脳への情報は微々たるものだ。

一歩前に足を出したとき、反対の足が地を踏みつける親指がポイントだ。つま先を意識しながら歩いてみたい。

歩く趣味は、「時間」も「場所」も選ばない

わたしは歩くことが大好きで、長い年月をかけて歩き続けている。

「趣味は歩くことです」と言うと、「今はやりのウォーキングですか」と言われることがある。あるいは「ハイキングがご趣味ですか」とか、「そういえばよくお散歩をされていますね」などとも言われる。

もちろん、野山も歩くし、近所も町も歩く。だから言われる通りなのだが、やはり「趣味は歩くこと」という方がしっくりくる。

なぜかと言えば、歩くことそのものが好きだからだ。

わたしは鎌倉の山の中に住んでいるが、藤沢や大船など遠くの街への買い出しもすたすた歩いていく。

こんなとき、道で出会った人に「お散歩ですか」と尋ねられれば、「はい、今日は風が気持ちいいですね」などと答える。そう聞かれると気分は散歩になる。

山の中の道を歩いていると、ハイカーに道を尋ねられることもある。買い出し用の小さなリュックを背負っていることもあるので、ハイカーと間違われるのかもしれない。

道を教え、ついでに、

「この先にユキノシタの小さな白い花が咲いているから、見落とさないようにするといいですよ」

と教えてあげたりする。

このときのわたしは鎌倉の自然を愛する一人のハイカーだ。

そして帰りは、リュックいっぱいに海の幸を買って帰る。大漁旗を揚げて港に急ぐ漁師の気分だ。もちろん野菜類も忘れていない。

だから散歩でもあり、ハイキングでもあり、時に出漁する漁師の気分でもあり、買い出し気分でもある。総じて言えば歩くこと、楽しんで歩くことが趣味なのだ。

この趣味は時間も場所も選ばない。

歩きたいと思ったときが趣味の時間の始まりになる。ちょっとのつもりが、鳥の声に誘われて数時間に及ぶこともある。その反対に、何となく気分が乗らずに数十分の散歩で帰ってしまうこともある。

それだけではない。たまたまバスが通りかかったので乗ってしまうとか、気が向いて江ノ電に乗ってみるというように、歩くのを中断して乗り物を利用することもある。

歩く趣味には「歩き始めたら最後まで歩き通さなくてはならない」などという堅苦しい決まりはない。

寄り道はするし、それどころか途中で計画や予定を変えてしまうこともしばしばある。もっと言えばはっきりとした計画そのものがあるかどうかさえ疑わしい。

歩きたいという欲求があって、何か適当な理由をつけて家を出るだけなのかもしれないのだ。

学校から帰ってきた子どもが、いろいろな理由をつけて外に飛び出すのとたいした違いはなさそうだ。

時間も場所も関係なく、伸縮自在、折り曲げ自由に歩くことを楽しむといった柔軟さが、この趣味を長年続けてこられた大きな理由になっているのかもしれない。

「歩く趣味」から、ほかの趣味がどんどん生まれる

歩くことが好きになると、それを基本にいろいろな趣味が増えてくる。だから無趣味でつまらないという人には、とりあえず歩くことを勧めている。趣味で歩いているうちに、いろいろな趣味が自然に増えてくるのだ。わたしのことを言えば、趣味で歩いているうちにまず植物が好きになった。

歩いていると、道ばたに咲く小さな花を見つける。この花は何だろうと気にな

る。すると植物図鑑がほしくなる。図鑑を買うと今度はそこに載っている花を探したくなる。こうして、少しずつ花の名前を覚えていった。

花の名前が少しずつわかるようになると、今度は季節の移ろいに敏感になる。フキノトウを見つけると、少しくらい寒くても「春が来た」と嬉しくなるし、三月も終わりのころになると、タチツボスミレが薄紫の群落をつくるのを楽しみに待つようになる。

日本はスミレ王国と言われるほどその種類は多く、五〇種を超えているという。花の形が大工道具の〝墨入れ〟に似ているのでスミレとなったという由来も何やら楽しい。

タチツボスミレは群生するのでよく目立つが、似た名前のツボスミレは花も小さく、半日陰になったような場所でひっそり咲くので目立たない。この花を偶然見つけると、それだけでとてもいいことがあったように思える。

名前を知らなければ野草と見過ごしてしまう小さな草花も、名前を知るといとおしくなる。

日本の植物界の父といわれる牧野富太郎《まきのとみたろう》博士の言葉に「雑草という名の植物は

ない」というのがある。たしかにその通りで、一つ一つの小さな花にも名前があり、名前の数だけ命がある。

歩いているとそんなことも実感できるようになる。そして来年もその場所で花をつけられるように自然の環境を守ってあげたくなる。

鳥も同じだ。鳴き声は聞こえても、わざわざその鳥を見にいこうとは思わなかった。ところが歩く趣味を続けているうちに、バードウォッチングが趣味という人たちと友だちになった。

言ってみればこれも必然で、遅かれ早かれこういう人たちと友だちになる機会があるとは思っていた。「鳥は見ようと思えば見える」という極意のような心構えを教わり、ついでにもっと実用的な双眼鏡の使い方なども教わって、今ではバードウォッチングも趣味の一つになっている。

バードウォッチングが趣味に加わると、鳥の棲《す》む森のことが気になる。木や鳥を知って森を見ないわけにはいかない。

しかしわたしの住む古都・鎌倉もたびたび開発ラッシュに襲われていて、自然が破壊されている。歩いているとこんなことにも無関心ではいられなくなる。無関心ではいられなくなると、いろいろな人に話を聞きに出かける。図書館で資料を調べる。

すると、鎌倉市の樹林地帯はもっとも多かったときの半分にまで減少しているなどということがわかってしまう。鎌倉の市民たちがさまざまな形で自然環境を守る運動を展開していることも知る。

わたしもその仲間に入れてもらい、森や野鳥や草花の〝代弁者〟となって、無用な開発に一石を投じる活動をするようになる。

ここまでくると、もう趣味とは言えない。だが、楽しく歩く趣味を続けるためにはこういうところもおろそかにはできない。

歩きながら考えると趣味は広がり、その向こう側にある社会問題も見えてくるのである。

室内派も「歩く趣味」なら気軽にできる

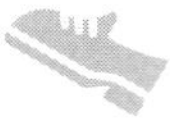

趣味がなければ、とりあえず歩くことを趣味にすればいいと勧めている。お金はかからないし、一人で始められる。

高齢になって歩く趣味を始めたからといって、年寄りの冷や水などとからかわれることもない。歩いていれば趣味も広がるし、それが仮に陶芸とか木工などあまり足を使わない趣味だったとしても、足腰の鍛錬として続けられる。

散歩の途中で陶芸教室を見つけ、今は陶芸と散歩が趣味という人もいる。インドア（室内）とアウトドアというこの二つの趣味は、おたがいを補完し合っているように見える。同じように、趣味で書道を習っているとか、手づくりのお菓子づくりが趣味という人たちにも、歩く趣味を加えてみたらと勧めたい。

何よりも歩く趣味はこうしたインドアの趣味のじゃまにならない。そればかりでなくインドアの趣味を上達させたり、長く続けたりする基礎づくりに役立つ。歩けば書道も上達すると考えてもいいのではないだろうか。歩くことで足腰を鍛えながら心も豊かに育んでいくのだ。

日本には古来「文武両道」という考え方がある。精神も肉体も同じように鍛えなければならないという思想を表した言い方だ。心も体もバランスよく育むためには、インドアとアウトドアスポーツをうまく組み合わせた方がいいということになる。

そして、歩くことはそれだけで立派なアウトドアスポーツになる。テニスとかサッカー、野球ばかりがアウトドアスポーツではない。

とくにインドアの趣味をもっている人は、アウトドアスポーツと聞くとそれだけで敬遠しがちになってしまう。たぶんイメージするスポーツが違うのだと思う。繰り返すが、激しく汗をかいたり、走り回ったり、体をぶつけ合ったりするものばかりがアウトドアスポーツではないのだ。

たとえば、のんびりと森の中を歩く森林浴もアウトドアスポーツと言っていいだろう。バードウォッチングもアウトドアスポーツだ。町中の散歩だって、ほんの少し早足で三十分以上歩き続ければ立派なアウトドアスポーツになる。

このように、歩くということを中心にアウトドアスポーツを考えれば、まだまだその範囲は広がるはずだ。そして、これならインドアの趣味をもっている人でも気軽にやってみようという気になるのではないだろうか。

善は急げで、思い立ったらぜひ始めてほしい。それがインドアの趣味をさらに充実させることにつながっていくはずだ。

ゴルフは下手でも「歩ける」ところがいい

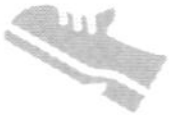

歩くということを中心に考えれば、ゴルフは下手でいいということになる。と言っても、わたしはゴルフをやらないから詳しいことはわからない。

ただ、よくわたしのところに遊びに来る人たちから、「接待ゴルフで休みをつぶされるのはつらい」などとグチめいた話を聞かされる。

そのたびに、「その分だけたくさん歩けたじゃないか」と慰めにもならないようなことを言う。誰かに聞いてメモをしたのだが、ゴルフのシングルプレーヤーはワンラウンド回って八〇〇〇歩も歩かないそうだ。逆に、ワンラウンドを一二〇くらいで回る初心者はなんと二万五〇〇〇歩も歩くという。アベレージプレーヤーで、ワンラウンド一万五〇〇〇歩程度だそうだ。

初心者はシングルプレーヤーの三倍強も歩けることになる。というより、サラリーマンが一日五〇〇〇歩程度しか歩かないとすれば、週五日で二万五〇〇〇歩だから、接待ゴルフで一日を費やしても、五日分は歩いたことになる。

「一日一万歩とすれば、とりあえず五日分はクリアーしたじゃないか」と言うと、やや納得した顔になる。

そこですかさず、「今日は日曜だから、今日中にあと二万歩歩くと一週間分クリアーになる計算だよ」と教えてあげる。するととたんにゲッソリした顔になるからおもしろい。前日ゴルフでへとへとになっているのだから、一日で二万歩歩くなどというのは不可能に近い。

そんなことは百も承知の上で、そう言ってみるのだ。

こんなふうに言うと、一日一万歩を歩き続けるというのがどれだけ大変かがわかってもらえる。週に一度ハードな運動をしたくらいでは、一週間トータルで七万歩にはならないのだ。

それでも歩かないよりは歩いた方がいい。接待ゴルフも歩く趣味の一つと割切れば、それなりに楽しいのではないだろうか。

歩く趣味で体も脳もグングン若返る

歩く趣味は足腰を鍛えるだけでなく、脳も若返らせるという効果がある。

歩くことと健康の関係は次の章でじっくりと考えていく。ここではその橋渡しとして、歩くとなぜ脳が若返るのかを書いておこう。

一言で言えば、人間の足と脳は直結しているからだ。わたしたちは二本足で歩く。人類の祖先がすでに砂漠化していたアフリカの北東部で二足歩行を始めたのは、今から四百万年以上も前のことだ。

チンパンジーよりも賢いボノボというサルが、餌を求めるために四足歩行ではラチがあかぬと、二本足で森から森へ移動したのが、人類化への起源とされる。

もちろん人類は突然この世に出現したわけではない。サルの進化の系統から分かれて人類として進化を遂げるのだが、両方の遠い先祖が同じだったということを端的に表す証がある。哺乳類の中でサルと人間だけがこの世の中をカラー画像で見ているのだ。サルと人間以外の哺乳動物は白黒画像の世界で生きている。

総天然色で世の中を見、さらに直立二本足歩行を身につけて人類の脳は飛躍的に進化する。

全体重を二本の足で支えるため、足には大きくて強い筋肉が必要だった。しかも二本足歩行は、四本足に比べてはるかにバランスをとりづらい。わたしたちの祖先は、不安定な二本の足でバランスをとりながら、歩き回り、走り回って獲物をとらなければならなかったのだ。

二本足歩行をするようになって、はるかに複雑な動きをする大小の筋肉を正確に動かすため、おびただしい数の神経が動員されるようになった。こうした体中の筋肉を動かす神経の束が集まっているところが脳だ。

とくに足には大腿筋という大きな筋肉がある。歩くことによって足の大きな筋肉が動けば神経組織を通じて大きな刺激が脳に届く。脳が刺激されれば活発に活動する。脳が活発に活動する状態を「若々しく脳が動いている」というのだ。

こう考えてみると、脳が若いか年老いているかは、必ずしも年齢とは関係がないことがわかるだろう。

年齢が若くてもあまり歩かず、脳に伝わる刺激が乏しければ、脳は活発に動かない。覇気がない若者たちは、「脳年齢」は見た目よりはるかに老いている。逆に年齢は高くても、好奇心をもって歩き回っていれば、「脳年齢」は見た目よりずっと若いはずだ。しかも、今まで歩いていない人でも歩き始めれば、脳はふたたび活発に活動を始める。つまり脳が若返るのだ。

歩けば脳は若返る。そう信じて歩き続けてほしい。

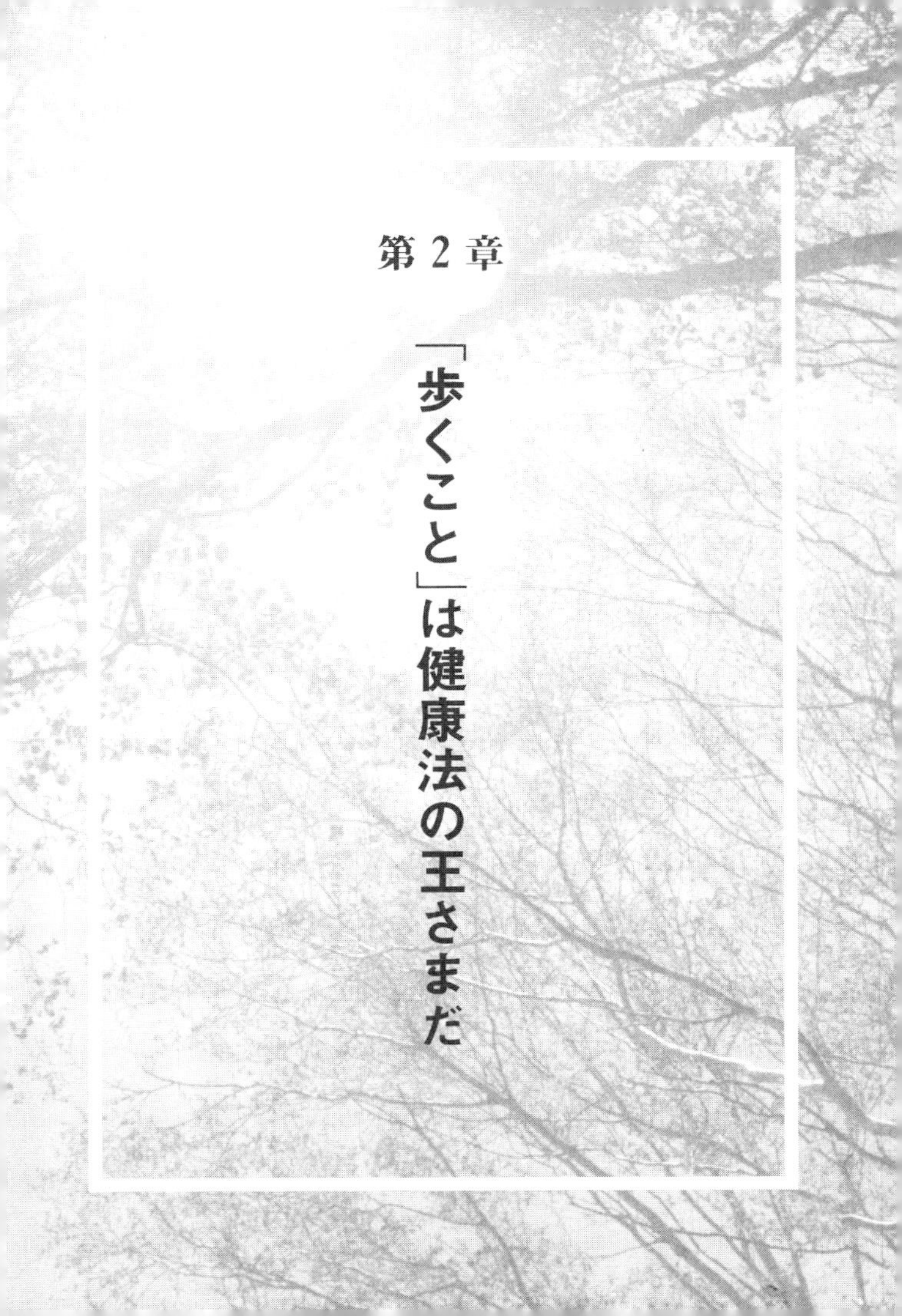

第２章

「歩くこと」は健康法の王さまだ

放っておくと筋肉は四十代から落ち始める

健康を保つためには、一日一万歩を目安に歩くとよいと言われている。私の年齢は今、八十歳。雑用が激減した今、一日におよそ一～二時間のウォーキングを続けている。そのためか、現体重は七〇キログラム弱。八〇キログラムを超えていた数十年前に比べると、雲泥《うんでい》の差といえよう。これだけ歩くとおよそ三〇〇キロカロリーが消費される。

これは平均的な日本人が一日に摂る総カロリーの六分の一から七分の一に相当する。

一日これくらい歩けばカロリー過多にならずにすむという目安になるのが「一万歩」だ。

人間は三十代を過ぎると、基礎代謝が低下し始める。基礎代謝とは、体温を維持したり、血液を循環させたりというように、生命を維持する上で必要最小限度のエネルギーのことだ。

中年になると基礎代謝が低下して、必要な栄養素をエネルギーとして燃焼する能力が次第に衰えてくるのだ。

とくに脂肪の分解が悪くなり、それだけ太りやすくなってしまう。いわゆる中年太りの主な原因は基礎代謝の低下によるところが大きいといわれている。

たとえば四十代の人が、若い人と同じものを同じだけ食べても、基礎代謝の低下によって、うまくエネルギーとして燃焼されず、腹の周りや、皮下組織に脂肪が溜まりやすくなってしまう。

同じものを同じように食べても太りやすくなってしまうのだ。なぜこのようなことが起こるのだろうか。

加齢によって生じる基礎代謝低下の大きな原因は、筋肉の衰えによるものだ。基礎代謝の低下と筋肉の衰えは同じようなカーブを描く。

とくに四十を過ぎるころになると、筋肉の衰えははっきりしてきて、これにつれて基礎代謝の低下も大きくなる。

カロリーの最大の消費者である筋肉が衰えて、燃焼されなかった脂肪などが体に蓄積されると考えてもいいだろう。

ではどうすればいいかというと、大きな筋肉を動かしてカロリーを消費させ、同時にその筋肉を衰えさせないようにすればいいということになる。

つまり、「歩く」ということである。

大きな筋肉は足に集まっている。足の筋肉は、体全体の筋肉の実に七割を占めているのだ。

歩くという簡単な動作だけで、大きな筋肉が動き、大きなエネルギーが消費される。しかも歩き続けることにより、脂肪の分解能力が高い、良質の筋肉が維持されるのだ。

いつまでも若々しく健康に過ごすというのは、基礎代謝の低下をできるだけ抑えるということにほかならない。

そのためには、無理なダイエットより、一日一万歩を目安に歩き続ける方がはるかに大きな効果がある。

暴飲暴食は論外だが、食べることは大切にしたい。

あの食事もいけない、この食材も悪いというように食事に神経質になりすぎると人生は味気ないものになってしまう。それよりも、きちんと食べてしっかり歩くという方に気を向けた方がいい。

以下、「きちんと食べてしっかり歩く」を基本にして、「歩くこと」と「健康維持」の関係を考えていくことにする。

歩くと、脂肪がよく燃えてやせられる

脂肪が目の敵《かたき》にされている。中年過ぎの肥満の原因はすべて脂肪の摂りすぎにあるかのような解説書を目にすることもある。

いかにも偏《かたよ》った見方で、脂肪さえ摂らなければ、後は何をしてもいいという誤

解を生じかねない。もちろん脂肪の摂りすぎはよくない。だが極端な話、脂肪さえ摂らなければ一日中家でごろごろしていても健康に過ごせるかというと、そんなことはない。

バランスのとれた食事を楽しんで摂ろうとすれば、ある程度の脂肪摂取はやむを得ないことだ。むしろ余分な脂肪は燃やしてしまうという方法を考えた方がいい。

これにも歩くことが大きく作用する。ただこの場合、漫然と歩くのではなく、ほんの少しだけ早足で、さっさっさっと歩くようにする。ウォーキングだ。時間もできれば三十分以上は歩きたい。

こうして歩くと、歩くことがエアロビクスになる。エアロビクスとは、体に酸素を取り込みながら運動することで、「有酸素運動」と訳されている。

この有酸素運動が、蓄積された余分な脂肪を燃やしてくれる。無理なく体に酸素を取り入れながら歩き続けるとき、そのエネルギー源として筋肉に蓄えられたグリコーゲンと体脂肪として蓄えられている脂肪が使われているのだ。

歩けば歩くほど、体の脂肪は減っていく。

ではもっとハードに、一〇〇メートルを全力疾走すれば体脂肪はもっと減るかというと、そうはならない。このような運動をアネロビクス（無酸素運動）というが、ここで利用されるエネルギー源は主に筋肉に蓄えられたグリコーゲンだけで、脂肪はほとんど使われない。

全力疾走しても体脂肪は減らないのだ。

ただ、こうした無酸素運動は筋肉を鍛え、筋肉の衰えを防ぐ上では効果がある。基礎代謝の低下を防ぐためには、無酸素運動も取り入れ、筋肉の量を減らさないようにすることも大切だ。

しかし、いくら筋肉を維持するためとはいえ、三十歳を過ぎてからの一〇〇メートル全力疾走は勧められない。ジムなどで機械を使って筋力トレーニングするとか、スイミングで二五メートルを全力で泳ぎ切るとかが効果的かもしれない。ウォーキングの前に筋肉を曲げ伸ばしする準備運動を十分に行うだけでも、ある程度筋肉維持の効果はある。

無酸素運動と有酸素運動をうまく組み合わせて運動を続けていれば、若々しい筋肉を保つことができるはずだ。

間違ったダイエットが「肥満体質」をつくる

中年太りの効果的な解消法は、過度に脂肪を摂らないことと、ウォーキングなどの有酸素運動で余分な脂肪を燃焼させてしまうことの二つしかない。

歩くことが趣味になれば、無理なく楽しくやせられるはずだ。そうは言っても、どこかにもっと楽な抜け道はないかとか、短期間でやせられるうまい方法があるのではないか、と考えたくなるのが人情だ。

しかしそうした魔法のようなダイエット法はない。むしろ間違ったダイエットは体に有害ですらある。

いろいろなダイエット法があるようだが、その基本は食事制限をしてカロリーの摂取を減らすということのようだ。たしかにこれは一見理にかなっているように見える。食べなければやせられる。

しかしこれはまったくの机上の空論で、わたしたちの体はそんなに単純には機能していない。カロリーの摂取が減ると、脳はただでさえ低下している基礎代謝をさらに低下させてギリギリの部分で生命維持を図ろうとする。

脳は、「大変だ、飢饉がきた」と感じるのだ。少ないカロリーでなんとか生き延びようと自らの体質を変えていく。エネルギーを多く消費する筋肉は、生命維持のために落とされる。逆に少しのカロリーでも脂肪として蓄えようとするのだ。

腕や足の筋肉はそげ落ち、さらにその部分の脂肪もエネルギーとして消費され、がりがりにやせていく。最後まで残るのが腹の周りの脂肪分だ。この部分の脂肪は最後の兵糧《ひょうろう》米として残される。腹の周りだけはぷっくりとふくれていることになる。こうして、飢饉のときの幽鬼のような姿ができあがる。

しかし、実際はここまでやる人は少ない。大半の人は途中で挫折してその反動で猛烈に食べ出してしまう。

実はこれが間違ったダイエットの大きな弊害になる。このときすでに、少しのカロリーでも脂肪として蓄えようとする体質ができあがってしまっているのだ。

「飢饉」を恐れている脳は、摂取されるカロリーをできるだけ多く脂肪に変えて蓄えようと努力する。

失われた筋肉を取り戻すより、脂肪の上に脂肪を重ねようとしてしまうのだ。これがリバウンドと呼ばれるもので、ダイエット前よりさらに太って、体力はさらに落ちているという状態になる。

無理なダイエットは、やり遂げても、途中で挫折しても体に大きなダメージを与えることになる。「百害あって一利なし」というのが、食事制限を中心とする間違ったダイエットなのだ。

参考までにわたしのダイエット史（体重変化の歴史）をふりかえると――。

京都大学を定年退官時は八〇キロ前後だったことを覚えている。毎日歩くことと、スイミングを週二、三回行うことで五年で七五キロを切り、現在は七〇キロ グラム弱だ。無理なく定年後の生活の中に歩くことを取り入れれば、このような「成果」を得られるという証明かもしれない。

歩くと「血管年齢」がグングン若くなる

「血管年齢」という言葉をよく聞くようになった。「この前計ってもらったら、血管年齢が若いのでほっとした」などという会話を耳にする。

動脈の弾力性を計る計測器があって、これで血管年齢が若いとか、高いとかがわかるようになっている。歳とともに動脈の弾力性は失われるが、これを差し引いて病的な動脈硬化が見られるかどうかが簡単に計測できるのだ。

血圧を計るような感覚で、血管の中の様子をチェックできるのだから、すばらしいアイディアだと思う。高田晴子先生という鈴鹿医療科学大学の教授（医学博士）が提唱し、メーカーと装置を共同開発して定着してきたのが「血管年齢」だが、いかにも現代らしさを表した言葉だと感心する。

血管年齢を問題にしなければならないほど、自分の年齢以上に動脈硬化が進んでいる人が増えてきているということなのだろう。

動脈硬化はそのまま放っておくと高血圧になり、心臓に大きな負担をかけることになる。また、心筋梗塞《こうそく》や脳梗塞を引き起こしたりする。

日本人の病気による死亡原因のワースト3は「がん」「心臓病」「脳卒中」だが、三つのうち二つまでが動脈硬化が原因となって引き起こす病気となっているのだ。

血管年齢が大きな関心を集めているのはこんな理由があるからだ。

では、血管年齢を上げる怖い動脈硬化はどうして起こるのだろう。喫煙、肥満、糖尿病、ストレスなど、いろいろな原因が考えられているが、中でも大きいのは、脂肪や、脂肪の一種であるコレステロールが溜まる高脂血症《こうしけつしょう》とされている。

過剰に摂りすぎた脂肪の一部は血液に溶け、これが血管の壁に貼りついて、血管を細くしてしまうのだ。

心臓で動脈硬化が起これば、狭心症《きょうしんしょう》や心筋梗塞を引き起こし、脳の血管が詰まれば脳梗塞や脳溢血を引き起こす。

　血管年齢が実際の年齢より高いというのは、命に関わるこうした病気を引き起こす可能性が高いということを意味する。

　腹の周りに溜まる脂肪はまだ愛嬌があるが、血液に溶け出した脂肪は悪魔のような悪さをする。だからせっせと歩いて脂肪を燃やし、血管年齢を若く保つことが大切だ。歩けば血液中の脂肪が消費され、血液がさらさらになるのだ。

　しかし腹の周りの脂肪も一部は血液に溶けて体のあちこちを移動する。蓄えられた脂肪は血液を通して体を循環していると考えてもいい。だから、腹の周りの脂肪を残して、血液だけがさらさらになるということではない。

　歩くことにより、体全体に蓄えられている脂肪が血液を通して均一に燃焼するということなのだ。

　ウォーキングの成果が表れてベルトの穴が一つ減ったとしても、腹だけがやせたのではない。体中の脂肪が減った結果がベルトの穴一つに表れていると考えていいだろう。

　きちんと歩いていれば、血液も含めて目に見えないところで成果が上がっているのである。

歩けば歩くほど「心臓病」から遠去かる

疾病《しっぺい》によるアメリカ人の死亡原因のワースト1は心臓病で、もう何十年も変わらずワースト1の座を占め続けている。

それだけに心臓病の研究も進んでいて、死因でもっとも多い心筋梗塞がなぜ起こるのかが統計から明らかにされている。ファクターは次の六つあるとされる。

1　肥満
2　高血圧
3　高脂血症
4　糖尿病

5　喫煙
6　ストレスとくよくよする性格

これらのファクターは日本人の心臓病にも当てはまるが、喫煙を除くほとんどの部分は「歩くこと」によって解消される。

肥満や糖尿病といった生活習慣病については、次の項で書くことにする。結論を言えば、こうした生活習慣病は歩くことで予防できる。

高血圧と高脂血症はすでに書いた通り、歩くことによって脂肪を燃焼させ、血管年齢を若く保つことで予防できる。

喫煙による心臓病は歩くことでは防ぎようがない。しかし、タバコを吸わない人はアメリカでも日本でも着実に増えている。統計をとった当時とは環境が変わっており、すでにそれほど大きなファクターになっていないと考えてもいいのではないかと思う。

ここで取り上げたいのは、最後の「ストレスとくよくよする性格」だ。これについても、歩くことでかなりの部分が解消されるはずだ。

くよくよと悩んだりストレスを溜めたりしてしまう性格の人は、上手なストレスの発散のしかたが見つからない人だと思う。だからくよくよと悩んでしまうのだろう。

しかしこういうナイーブな人にも、歩く効果が期待できる。くよくよ悩むなというのは無理だ。それができれば、心臓病を患《わずら》うほど悩みはしない。だから、わたしなら「せめて歩きながら思い悩んでみたらどうだろう」と言ってみる。

夜ではなくて明るい昼間に、できれば景色のいい所をそぞろに歩く。こういう所を歩いているうちに、つまらない悩みなどは雲散霧消するはずだ。それほどうまくいかないにしても、家の中でくよくよ悩むよりはよほどいい。

太陽の光や、大きな自然は人を健康にする力を秘めている。歩いているうちに少しずつ気持ちも晴れてくるはずだ。

歩いていると知らないうちにストレスが解消されるのには、もう一つのわけがある。

それは前に書いた有酸素運動によって脳に新鮮な空気が送り込まれるからだ。歩きながらたっぷり取り入れられた酸素は脳に届く。これによって脳が活性化する。ストレスなどどこかに吹き飛んでしまうというわけだ。

さて、このアメリカの統計調査では、六つのファクターのうち当てはまるものが一つもない人は心筋梗塞になる確率が一〇パーセント、一つある人が二〇パーセント、全部に当てはまる人は心筋梗塞になる可能性がきわめて高いとしている。

もしも全部に当てはまったとしたら、とりあえずタバコをやめて歩いてみることだ。

せっせと歩けば、その分だけ確実に心臓病から遠去かることができるはずだ。

歩くことは「生活習慣病」の予防になる！

肥満、高血圧、動脈硬化、糖尿病などは生活習慣病と呼ばれて恐れられている。生活習慣病はその名の通り、病気の大きな原因にライフスタイルが挙げられるということだ。

肥満がその典型で、栄養過多の食生活や運動不足が原因となって発症する。高血圧や心臓病、糖尿病などの生活習慣病は肥満と合併して起こる確率が高く、肥満予防がそのまま生活習慣病予防になるという一面ももっている。

肥満は食生活の改善と、歩くことで解消することができる。そのためには、まず自分が肥満かどうかをきちんと把握する必要がある。

肥満のチェックには、ＢＭＩという簡単な判定法がある。

ＢＭＩ＝体重（kg）÷身長（㎡）（注：メートルの二乗）

ＢＭＩ　18・5未満　やせ型
　　　　18・5以上25未満　普通
　　　　25以上　肥満

ＢＭＩが25以上の人は要注意。生活習慣病予備軍と言って差し支えない。肥満が動脈硬化や心臓病、脳卒中などの引き金となる。食生活を改善し、無理のない範囲で毎日歩くことが大切だ。

生活習慣病の一つである糖尿病も怖い病気だ。糖尿病は一度かかってしまうと完治はできない。症状を悪化させないよう根気よく治療を続け、病気を管理することを最大の眼目にしなければならない病気だ。

治療を怠ったり、発見が遅くなったりすると合併症を引き起こす。糖尿病の怖さはこの合併症にあるとも言われている。

神経障害、網膜症、腎症（腎不全、尿毒症など）が代表的な合併症だが、このほかに脳梗塞や心筋梗塞を合併することもある。

このような怖い糖尿病の予防にも歩くことが効果を発揮する。予防だけでなく、それほど重大なものでなければ、糖尿病の症状緩和にも効果が期待できるのだ。

肥満が引き起こす糖尿病は、膵臓《すいぞう》でつくられるインスリンの分泌低下または作用の異常によって引き起こされる病気だ。インスリンの働きが鈍くなることによって、血液中の糖が筋肉細胞の中に運ばれなくなってしまう。

これによって余分な糖が血管を通って体を回り、目や腎臓に障害を与えるのだ。

前にも書いたように、有酸素運動のウォーキングは、糖と脂肪を燃焼させる効果がある。歩くことによって余分な糖を燃焼させ、糖尿病を予防することができるのだ。同時に、ウォーキングによって血糖濃度が下がることから、症状の緩和にも役立つとされている。

このように、歩くことはすべての生活習慣病の予防になる。

栄養過多と運動不足により引き起こされる現代病を、歩くといういわば原始のパワーが防ぐのだ。

じっくりとこの辺りのことを噛みしめながら歩きたい。

歩くと「がん」の予防も期待できる

ウォーキングのような適度な運動が、がんを予防するという研究報告がいろいろな機関から出されている。

アメリカがん研究財団と世界がん研究基金が一九九七年にがん予防の一四カ条を発表している。ここにも「運動の維持」が掲げられているが、興味深い報告なので、全条項を載せてみる。

1　植物性食品を中心とした食事
2　肥満を避ける
3　運動の維持（活性酸素を抑える酵素が増える）
4　野菜・果物を一日四〇〇グラム〜八〇〇グラム摂る
5　穀類・豆・芋を一日六〇〇グラム〜八〇〇グラム摂る
6　お酒は適量
7　赤身の肉は一日八〇グラム以下
8　脂肪は控える
9　塩分は一日六グラム以下
10　カビ毒に注意（チーズなどのカビはだいじょうぶ）
11　食品は腐らないように冷蔵庫に保存
12　食品添加物や残留農薬に注意

13　黒こげのものは食べない（焼き魚程度はだいじょうぶ）
14　栄養補助食品に頼らない
［番外］　タバコは吸わない

ハンバーガー好きのアメリカ人が、肉を控えて穀物や植物性の食品を中心とした食事の必要性を訴えているところがおもしろい。

この報告を受けて日本でも、果たして運動ががんの予防になるのかどうか、調査が行われた。

調査を行ったのは東京ガス健康開発センターの澤田亨主幹研究員だが、とくに大腸がんは運動不足が大きなリスク要因と考えられていることから、大腸がんにしぼった調査となった。

この結果、がんの死亡率は「運動不足」のグループがもっとも高く、「平均的運動量」のグループの二倍以上、「積極的に運動している」グループの四倍近いという結果が出た。

この調査で見る限り、適度な運動は少なくとも大腸がんの予防になるということは言えそうだ。

ウォーキングなどの適度な運動をすると、便秘は改善される。これによって発がん物質などが長い間、腸内に止まらず、大腸がんのリスク要因が少なくなるということだ。

今はこうしたさまざまな研究結果が集められている段階だが、いずれも適度な運動はがん予防の効果があるという結果になっている。

六七～六八ページで紹介したがん予防のための食生活も参考にして、がん予防の効果も期待しつつ、しっかり歩くことを続けていきたい。

歩くと「骨」がじょうぶになる

腰が曲がったおじいさんはあまり見かけないが、腰が曲がったおばあさんはよく見かける。腰が曲がるのは骨粗《こつそ》鬆症《しょうしょう》が原因なのだが、これは主に二つの要因によると考えられている。

第一は女性の方が骨粗鬆症になりやすいという点、第二は女性の方が男性より若い年齢で骨粗鬆症になりやすいという点だ。男性が骨粗鬆症を心配しなければならないのは七十代後半といわれている。平均寿命が尽きるころだ。一方女性はすでに五十代前半で腰が曲がる心配をしなくてはならなくなる。

いずれも女性ホルモンが影響しているのだが、とりわけ女性は意識して骨をじょうぶに保つようにする必要がある。

こんなふうに書くと、それなら男性は骨のことは心配しなくていいのかと思われるかもしれない。しかしそんなことはない。

骨をもろくするのは骨粗鬆症ばかりではない。運動不足、タバコの吸いすぎ、過度の飲酒なども骨を細くする原因と考えられている。

筋肉と同じように、骨も鍛えなくては強くならないのだ。無重力の宇宙空間に長くいると、宇宙飛行士の骨密度が減少してしまうということもよく知られるようになった。

歩かないと、骨も弱くなる。

骨密度を高め、骨粗鬆症を防ぐためには骨の成分であるカルシウムを摂る必要がある。女性も男性もホルモン分泌が少なくなると、骨からカルシウムが溶け出してしまう。これが骨を弱くする原因なのだが、カルシウムを摂るだけではうまく骨に吸収されない。

カルシウムの吸収を助けるビタミンＤと、ビタミンＤの働きを強める太陽の光が必要になる。それともう一つ、運動が欠かせないのだ。

更年期を過ぎた女性を対象にしたアメリカの調査がある。

この女性たちにカルシウムとビタミンＤを十分に摂ってもらいながら週三回、一日あたり一時間程度のウォーキングなどの運動をしてもらう。これを一年から二年かけて行い、その前後で骨密度を測定するという調査だ。

調査終了後の骨密度は明らかに向上したとされているが、その後追跡調査をしたところ、運動をやめてしまった人はカルシウムとビタミンＤを摂り続けていても、わずか一年で元の骨密度に戻ってしまったと報告されている。

このことからも、骨粗鬆症を予防し、骨密度を高めておくためには、カルシウムとビタミンＤの摂取だけではなく、運動が欠かせないということがよくわかる。

今はカルシウム飲料や各種ビタミンが出回っており、清涼飲料水の感覚でカルシウムを補給することができる。

ごくごくっと飲むとそれだけでなんとなくカルシウムが補給されたような気分になる。しかしこれだけではカルシウムが体の中を素通りしていくに過ぎないのだ。

大地を踏みしめて歩くという行為がなければ、カルシウムは吸収されない。寝ころんでテレビを見ながらカルシウムを補給しても、骨は太くならないということを肝に銘じておきたい。

歩く人は、よく眠れる

健康維持の三原則は、「運動」と「栄養」と「休養」とされている。

この三つがうまく組み合わさって、バランスよく健康が維持できる。どれか一つ欠けても、微妙なバランスは崩れてしまう。そんな危うさの中で健康が維持されているのだと思う。

「最近よく眠れない」と知人が訴える。うまく休養が取れないのだろう。それは運動が足りないか、栄養が足りないか、両方足りないかだ。そこでいろいろ話を聞いてみる。

すると、「仕事がうまくいかない」というような仕事上の悩みを訴える。誰でも抱えていそうな悩みだ。それでも床につくとそんな悩みが頭をもたげ、あれこれと考えて眠れなくなってしまうのだという。

こんな日が続くと、寝不足で仕事に差し障りも出てくるので、「睡眠薬でも飲もうかと思っている」というのだ。

「それならとっておきの睡眠薬を教えてあげよう」と言って、ハードに歩いてみることを勧めた。彼は明らかに運動不足だったのだ。今の彼には少しハードな運動がとっておきの睡眠薬になるはずだ。

たしかにいろいろな悩みはあるだろう。しかし、悩みのない人間などはいない。誰でも大なり小なり悩みを抱えて暮らしている。

精神的には疲れているものの、体そのものはあまり疲れていない。だからかえって精神が研ぎ澄まされて、暗い闇の中で妄想めいた思いにとらわれてしまうのだ。

こんなときはいったん悩みを断ち切ってしまった方がいい。そのためにはハードに体を動かして肉体を疲れさせてしまうのだ。ハードな運動に合わせて食事も少しだけ多めに摂る。好物を並べるというのも効果がある。

それでも眠れなければ、寝る前、ぬるめの風呂にゆっくり浸かるという方法もある。風呂に浸かっているだけでけっこうエネルギーが消費される。それだけで軽い運動をしたのと同じくらいの効果は得られるはずだ。

すっかりいい気持ちになれば、あっと言う間に眠ってしまう。悩みなど闇の彼方に消え去っているはずだ。

ぐっすり眠れば十分な休養がとれ、健康を取り戻せる。翌朝の目覚めはすっきりと快適なはずだ。

よく歩けばよく食べられるし、よく眠れる。そんなすっきりと単純なことを信じていれば、寝つきが悪くなるはずがない。

ついでに申し上げておくが、人間の脳には睡眠調節中枢があって標準睡眠時間は約七時間だ。今夜徹夜したから明日は十五時間寝るというのは通用しない。規則正しく早寝早起きをしていれば、それが習慣となって少々の不眠なら蹴飛ばすことができる。

歩く人は、「カゼ」をひかなくなる

しっかりと歩いていれば、雨にも風にも、カゼのウイルスにも負けない、じょうぶな体が手に入る。

最近、運動とＮＫ細胞（ナチュラル・キラー細胞）の研究が進み、ウォーキングなどの適度な運動を行っている人は、そうでない人に比べてＮＫ細胞の活性が高まっているということが明らかになってきた。

ＮＫ細胞とはリンパ球の一つで、わたしたちの体に侵入してきたウイルスや、がん細胞を攻撃し、これを殺してしまう文字通りのキラー細胞だ。

このＮＫ細胞は、適度な運動によってわたしたちの体の免疫力が高まるにつれて、活性が高まっていく。逆に、あまり運動をせずに免疫力が弱まるとＮＫ細胞の働きは低下するのだ。

ＮＫ細胞の働きが低下しているときにウイルスなどの攻撃を受ければ、カゼはひどくなってしまう。

免疫力が弱まるのは運動をしないときばかりではない。ハードな運動を繰り返した直後も実は免疫力は弱まっている。よく、プロ野球選手が春のキャンプでカゼをひき、高熱を出したりする。

こんなニュースが新聞に載ると、カゼなどはやっていないのにどうしてなのだろうと、不思議に思う人もいたはずだ。ハードな練習で免疫力が低下し、ＮＫ細胞の働きが低下しているときにカゼにかかり、高熱を出したのだ。

免疫力をつねに高めておこうとすれば、ハードすぎない適度な運動を心がけておく必要がある。免疫力を高め、ＮＫ細胞を活性化させておくためには、実はもう一つの条件がある。

それは、楽しんで運動をするということなのだ。ＮＫ細胞は、ベータエンドルフィンという快感をうながすホルモンと結合することによって、細胞活性が増加する性質をもつ。

楽しみながら適度な運動をすると、免疫機能が増加する。ウイルスなどを寄せつけない抵抗力となる。

いやいや歩いても強い免疫力はつかないということになる。気の合った人たちと笑いながら歩く、あるいは一人で歩くなら美しい風景に感動しながら歩く。こんな歩き方をすれば、免疫力もつくはずだ。

歩く人は、脳が刺激され「ボケ防止」ができる

高齢者にとって、もっとも恐ろしい病気の一つにアルツハイマー病がある。脳が萎縮していく原因不明の病気で、痴呆の症状が一方通行的に進み、元に戻らない。根本的な治療法もまだ確立していない病気なのだ。

原因がわからないだけに対処のしかたもわからず、ただ恐れられてきたのだが、最近になってさまざまな調査結果も集まりだし、少しずつだがどう予防すればいいのかが見えてきた。最近の研究では、食生活の偏りによる生活習慣病としての側面がクローズアップされてきている。

まだ定説となっているわけではないが、アルツハイマー病も、高血圧や高コレステロールが引き金となって起こる動脈硬化が、発病と関係しているのではない

かとの説が注目されてきている。

アルツハイマー病予防のためにも、脂肪の摂りすぎには十分注意したい。

一方で、運動との関係もクローズアップされてきた。生活習慣病との関係が取り沙汰された要因の一つに、偏食と運動不足がある。患者さんに対する調査などから、どうも運動不足の人がアルツハイマー病になりやすいのではないかとささやかれていたのだ。

それが、カナダで行われた大規模な調査の結果明らかになってきた。まったく運動しなかったグループは、週三回以上、適度な運動をしていたグループに比べて一・五倍もアルツハイマー病の発症率が高かった。

このことから、適度な運動はアルツハイマー病を予防する効果があるかもしれないと考えられるようになった。

ウォーキングなどの有酸素運動は、高血圧や動脈硬化などの予防に効果があることはすでに書いた。あるいは同じようなことで、アルツハイマー病に対しても予防効果があるかもしれないと期待される。

現に手探りで続けられているアルツハイマー病の初期治療に、こうした運動療法が取り入れられ、一定の効果を上げているともいわれている。

今問題になっているアルツハイマー病は、六十五歳以上で発症する老年性アルツハイマー病だ。患者さんは七十歳、八十歳という人が多いようだが、生活習慣病的側面があるとすれば、その芽はもっと若いころにあったのかもしれない。

偏食や運動不足に陥らないよう、若いうちから意識して正しい生活習慣を身につけておくことが大切だ。

三十年、四十年後にどうなっているか、今の生活習慣から推測することもできるのだ。〝末は痴呆か脳溢血か〟では、人生はあまりにも暗いものになってしまう。そうならないように、できることはしっかりとやっておきたいものである。

第3章

「歩く技術」を学ぼう

歩くと気持ちいい「時間帯」を知ろう

この章では、歩くための技術を考えていくことにする。そうは言っても、わたしはウォーキングのインストラクターではない。

長年、自然の中や町を歩き回ってきた〝歩く人間〟の、経験にもとづくアドバイスと受け取っていただきたい。

さて、健康のため少し意識して歩こうかと思っているなら、気持ちのいい「時間帯」を選んで歩き始めることをお勧めしたい。何事も最初が肝心だ。闇雲に歩き始めてつまずくと、歩くのが嫌いになってしまうかもしれない。

基本的にはいつ歩かなければならないということはない。早朝でもいいし、夕方でも夜でもいい。大切なのは自分でいちばん気持ちのいいと思う時間に歩き始めることだ。

わたしは、意識して歩くという行為は、動きたいという〝体の声〟を聞くことだと思っている。歩きたい時間は実は体がいちばんよく知っているのだ。

極端な話、食後すぐの時間が「歩きたくなる気持ちのいい時間」という人はいないだろう。それは体が欲していないからだ。

そんなふうに考えていくと、「昼間の暑い時間はいやだな」とか、「夕方の薄暗い時間に歩くのはつまらなそうだな」などという声が聞こえてくるはずだ。

いつ歩きたいという積極的な声が聞こえなくても、この時間は避けたいという声は聞こえるだろう。消去法で、それらをはずした時間が、歩いて気持ちのいい時間ということになる。

もちろん、個人差があるから、どんな時間帯であっても一向にかまわない。とにかく歩きたいと思った時間に歩き始めることだ。

違うなと思ったらまた翌日、体にいつ歩きたいのか聞いてみればいい。

こうしているうちに、実は自分が気づかなかった気持ちのいい時間帯が見つかるはずだ。たとえば、最初のうち「朝は面倒だ」と思って避けていたのに、だんだん朝歩きたくなったりする。

このように、自分自身の体とはいえ、少しずつ言うことは変わってくるかもしれない。こんなときは素直に自分の声に従うことだ。

歩いて気持ちのいい時間帯というのは必ずある。ただそれは相対的なもので、この時間というように固定されたものではない。わたしはそう思う。

わたしの一日の平均的時間割を付記しておこう。起床は午前六時と決まっている。午前中は書き物をしたり考えたりして、昼食をゆっくり摂り、午後一時半頃から歩きだす。だいたい一～二時間が目安だが、ときに三時間になる。夕方から夕食の準備をし、食事を摂り、気に入ったテレビ番組があればそれを観るが、読み切りの終わっていない書籍のあるときは、深夜まで読み通すのが通常。しかし、とにかく十一時には床に入ることにしている。

最初は無理をせず、三十分ぐらいを目安にする

最初から無理にがんばってつぶれてしまう人がいる。たとえば一日数千歩しか歩いていない人が、いきなり一万歩などという目標を立てて歩き出すと失敗する。途中で歩けなくなるというのではない。ウォーキングの怖いところは、無理をすれば一日一万歩は歩けてしまうのだ。

人によって歩幅が違うから一概には言えないが、一万歩歩くとおよそ七～八キロは歩くことになるだろう。

一度には無理でも、一日何回かに分ければ女性でも歩けてしまうのだ。歩けると、翌日も歩かなくてはならないと思ってしまう。

無理をして歩くと、おそらく足にマメができたり、靴擦れができていたりす

る。ここからさらに無理を重ねると、膝を悪くしたり、足首を痛めたりする危険性がある。

こうやって、歩くのはもうこりごりということになってしまうのだ。

これは明らかに自分の体との対話の失敗だ。体は歩きたくないという信号を出していたはずだ。こういうときは素直に体の言うことを聞いた方がいい。

どうするかというと、外に出て、軽く五分くらい歩いてその日のウォーキングを終わらせるのだ。

これでもウォーキングを続けたことには違いない。

わたしはウォーキングの極意は、何キロ歩いたとか何時間歩いたということではなく、毎日意識して歩き続けるところにあると思っている。「意識して」というところがポイントだ。

意識して歩き続けさえすれば、距離や時間は後からついてくる。そんな感じでいい。無理をして歩くのがいやになってしまうよりはその方がよほどいいと思う。

失敗例から書いてしまった。

本題に戻って、無理せず歩くにはどれくらいから始めるのがいいのだろう。

一日少なくとも五〇〇〇歩くらい歩いている人と、数千歩しか歩いていない人では異なってくる。ここでは一つの目安を示しておこう。

まず、ふつうの速度で無理なく歩き続けたいという人は、三十分歩き続けるということを目安にしてみたらどうだろう。

歩き続けると体内の脂肪が燃焼する。脂肪が燃焼し始めるのがだいたい二十分くらい歩き続けてからとされている。三十分というのは、体内脂肪の燃焼を意識する時間になる。

もう少し早足で歩く、エクササイズウォーキングをしたいという人は、二十分歩き続けるというところを目標にしてみたらどうだろう。

エクササイズウォーキングは分速一〇〇メートルで歩くことが基準とされている。二十分で二キロ歩く計算だ。

ただ、エクササイズウォーキングはスポーツだから、いきなり歩き始めるというのは無謀だ。

十分準備運動をし、しかも十分程度ゆっくり歩いて体を温め、そこから本格的なウォーキングを始めるということになる。

スピードが上がって、分速一〇〇メートルとはどのくらいの速度かというと、遅刻しそうな人がかなり早足で会社に向かっているというような感じだろう。

これで二キロ歩いたら、慣れない人は汗をかくし息も上がる。あくまで目標にして、無理せず挑戦するというくらいの感じがいいのではないだろうか。

エクササイズウォーキングは別として、ふつうの速度で歩きたいという人も、無理は禁物だ。少なくとも二週間程度は三十分間歩き続けて様子を見るようにする。焦る必要はない。

気楽に歩き続けることが大切なのだ。

慣れたら四十分から一時間は歩きたい

三十分のウォーキングに慣れたら、少しずつ時間を延ばすようにしてみるといい。

体脂肪の燃焼率はちょうど三十分を超えるころから大きくなり、エネルギー消費の六割が体脂肪でまかなわれ、グリコーゲンは四割となる。三十分以上続けて歩くと、その分だけ体脂肪が多く消費されることになるのだ。

ちなみにこれは、歩くスピードとは関係がない。ゆっくりでも三十分以上続けて歩けば、体脂肪が六割・グリコーゲンが四割という比率になる。

理屈の上ではそれだけ「ダイエット効果」も高まるということになる。後はどれくらい歩くかということになるが、長く続けていくということを考えれば、一時間以内ということになるのではないだろうか。

わたしなら基本のコースをつくっておく。

たとえば目をつけた建物の近所を回る三十分のコースが一つ。もう一つは、公園の入口から入って三十分はかかる一周りの通路、あるいは、通勤途中で利用できる二十分のコースを一つというような具合だ。

毎日歩くコースだから、安全であることが第一だ。歩道がある、無理な横断をしないですむなどのことは最低条件としてつくだろう。できれば公園の中を通るなど、自然の中を歩けるといい。

歩くコースが楽しいと、長続きする。ふだんはこうした基本コースを歩くとして、気が向いたら知らない道もどんどん歩いてみるといい。知らない道を歩くと、それだけで好奇心がわいてくる。

この曲がり角の先はどうなっているのだろうとか、あの道はどこにつながっているのだろうというようなことを自分の足で調べてみるだけでも、脳は活発に動いている。

会社が休みの日もウォーキングは続けたい。むしろ仕事での歩きがない分、少し時間をかけて歩くようにするといいかもしれない。

できれば一時間ぐらいは歩きたい。そしていつかは二時間になる。そんな感じでいいと思う。連続して歩ければそれがベストだが、それが無理な人は、午前中三十分、午後三十分と分割してもいい。

せっかくの休みだから家でごろごろしていたいというのが本音だろう。だが、ウォーキングは習慣だ。歩き続けるというところに意味がある。そんな気持ちを維持するためには、ふだんより少し多めに歩くようにしたい。それが基本だ。

だが、そう思っても気が向かないときもあるだろう。そんなときは、とりあえず意識して五分でも十分でも歩き、翌週の休みにつなぐ。それでもいいと思う。

繰り返すが、継続することが大切なのだ。

いきなり歩き始めると、リスクが大きい

ウォーキングの前の準備運動と、後の整理運動はきちんとやっておきたい。出勤前や、買い物に行く前などは準備運動をしない。同じように歩くことだからと、準備運動もせずにいきなり歩き出す人がいる。これは危険だ。

というのは、ウォーキングはれっきとしたスポーツ。いきなり始めると、アキレス腱を痛めたり、心臓に負担がかかりすぎたりして危険だ。

準備運動の大きな目的は体温を上げること。車で言えばアイドリングをしている状態だ。とくに寒い冬などは、アイドリングもせず車を走らせたら、故障の原因となる。

わたしたちの体も同じだ。しっかり準備運動をして、体温を上げておく。こうすることによって、筋肉もほぐれ、体全体の運動能力が高まる。

足を中心にしたストレッチ体操も忘れずにやるようにしたい。

ふくらはぎや、太もも、膝の裏側などを伸ばして、筋肉をやわらかくしておく。足首や腰も回しておきたい。

ウォーキングが終わった後は整理体操をする。

現在わたしがやっているのが「真向法」という体操だ。

要するに筋肉、関節のストレッチ運動。四つに分かれていて、一つが一分。全部で四分。やりやすくて効果的だ。

「脳」に刺激が伝わるように歩く方法

剣道や柔道、相撲、あるいは能、狂言や日本舞踊など、日本古来の武道や芸事の足さばきは「すり足」が基本になっている。

つま先を大きく上げずに、床と平行にすっすっと足を運ぶ。これは脳を刺激し、活性化させるすばらしい歩き方だ。

人間の遠い祖先が二本足で立ち上がったときのことを想像してほしい。想像するよりも実際にやってみる方が簡単だ。

四つんばいになって、そのまま立ち上がってみてほしい。

二本足で立つときにどこに力がかかるだろうか。

やってみるとわかるが、それはつま先だ。

わたしたちの遠い祖先が、あえて安定性のある四つんばいの姿勢を捨てて、二本足で立ち上がろうと努力を始めたとき、懸命になってつま先で立つ練習をしたはずだ。

その進化の過程は、「はいはい」から立ち上がろうとする、一所懸命の赤ちゃんに見ることができる。つかまり立ちをしている赤ちゃんをよく観察すると、足先がぎこちなく下を向き、つま先立ちをしようとしているかのように見える。

筋肉のつき具合があるのだろうが、わたしたちの遠い祖先もつかまり立ちをする赤ちゃんのように、ぎこちなくつま先立ちしていたのかもしれない。

しかし、こうしてつま先に神経を集め立ち上がる努力をしているうちに、つま先と脳が太い神経で結ばれることになった。

脳への刺激はかかとよりつま先の方がはるかに大きいのだ。だから日本古来の歩き方であるすり足は、脳への刺激がかなり大きく、脳を活性化させる歩き方と言えるのだ。

建築現場で働くとび職の人たちは、地下足袋をはいている。地下足袋のゴム底はかなり薄く、地面や足場の感触が足裏に伝わりやすくなっている。この方が細い梁《はり》の上などを歩きやすいのだそうだ。

足裏に神経を集中してすっすっと歩く。建築現場は、釘が突き出た板が落ちていたりして、危険もある。しかし、ネコのように足裏に神経が行き渡っているので、危険物に軽くふれても踏み抜かないという話を聞いたことがある。

だからわたしたちも歩くときはとび職の人たちのように、つま先を意識したい。どすどすとかかとから歩く人がいるが、膝への負担が大きいばかりか、つま先からの刺激がほとんど脳に伝わらない。

もう少しつま先にも意識を集めるようにすると、歩きながら脳も活性化させることができるはずだ。

つま先に神経を行き渡らせると、足先がピッと伸びて歩きも美しくなる。筋肉の伸縮が脳に刺激を与え、脳を活性化させるのだ。

つま先に神経を行き渡らせるのが難しければ、階段や、坂道を上るときにちょっと意識してみてほしい。

これだけでも十分効果があるはずだ。

歩くスピードを途中で変えると、脳が活性化する

姿勢を正してリズミカルに歩くのがウォーキングの基本だが、つねに一定のスピードで歩かなくてはならないというわけではない。

むしろ、緩急《かんきゅう》をつけて歩いた方が脳が活性化する。

歩いているとき、足と脳の間では活発な情報交換が行われている。

脳は活性化し活発に働いているのだが、同じリズムで歩いていると、情報のやりとりが単調になってしまう。

がらがらに空いている高速道路を一定のスピードで車を走らせているような状態と考えればいい。道はどこまでもまっすぐに続いている。

緊張しなければと思っても、つい気が緩む。やることがあまりないからだ。ハ

ンドル操作もいらない、アクセルも同じ力で踏みっぱなしだ。車は順調に走っているが、脳は弛緩《しかん》してしまっている。

ウォーキングで一定のリズムで歩いていると、これと同じようなことが、足と脳との間で起こっているのだ。

こんなときは、少し緩急をつけて歩くといい。少しゆっくりしてみたり、逆にさっさっとピッチを上げたりというようなことをしているだけで、脳は刺激を受ける。

こうして脳と足が活発なやりとりをする。

こんなふうに考えると、都会のウォーキングも少しは楽しくなるだろう。スピードを上げて、人混みをさっさっとすり抜けたり、少し先の横断歩道がもう少しで青になるとわかったら、スピードをぐっと落として止まらないようにしたりするなど、いろいろな遊びが考えられそうだ。

車のギアをチェンジするように、足を速めたりゆっくり歩いたりする。誰にも気づかれない独り遊びだが、単調な路上のウォーキングが楽しくなる。

こうした独り遊びは出勤のとき、一駅手前で下りてウォーキングするというようなときにはとくに効果があるはずだ。こうして自由に脳を遊ばせていると、会社に着くころ脳は全開モードになっている。

わたしはいつもこの歩き方だ。

ほとんど人気のないような道を歩いているが、カラスウリを見つけては道をはずれ、梢《こずえ》に止まっている鳥を見つけては立ち止まってしまう。

まるで漂うように歩いている。

この方がはるかに脳は活発に動いているのだが、都会の大通りでやるのはいささかはばかられる。

正しい姿勢で歩くと「腰痛予防」になる

正しい姿勢で歩きたい。肩こりや腰痛は二足歩行を始めた人類の宿命のようなものだ。人間の背骨は緩やかなS字カーブを描くことによって衝撃を吸収し、また体の安定を保つようになっている。

しかし反面で、その形状により背骨は傷つきやすくなっており、腰痛に悩まされる人が多いのだ。そんな腰痛予防の基本は正しい姿勢を保つこと。意識して正しい姿勢を保つようにすれば、腰痛予防の効果がある。

では正しい姿勢とはどういう姿勢なのか。背筋を伸ばして胸を張り、ややあごを引いた状態が腰への負担がもっとも少ない正しい姿勢だ。

学校のときに習った「気をつけ」の姿勢と思えばいいだろう。

わたしは「気をつけ」は得意だ。だから姿勢もいい方だと思う。正しい姿勢は海軍兵学校でいやというほど仕込まれた。整列と行進は、軍隊の基本。今でもぴしっと背筋を伸ばすと気持ちよい。

だがウォーキングは軍隊の行進とは違う。「気をつけ」の姿勢のまま、上体の力を抜いて、リラックスして歩くのがいいと思う。

自分の姿勢が正しいかどうかは、影を使っても確かめられる。太陽が斜めから照らしているとき、正しい姿勢をとって影をチェックしてみるといいだろう。

ただ、ファッションモデルをめざすわけではない。あまり姿勢を意識すると肝心のウォーキングがぎこちなくなる。せっかく歩くのだから、姿勢を正して元気に歩くというくらいの感じでいいのではないか。

やってみるとわかると思うが、姿勢を正してさっそうと歩くとそれだけで気持ちよくなる。

道行く人に注目されているかもしれないと意識する。すると少し無理してお腹を引っ込め、姿勢を正して歩こうと意識する。恥ずかしがらずに、むしろ周囲の視線を逆手にとって、さっさっさっと歩くと、それだけで絵になる。

見られることによって姿勢がよくなるという効果があるのだ。こそこそ歩かず、胸を張って堂々と歩くようにしたい。

日本人には猫背の人が多い。猫背の人はとくに意識してあごを引くように歩く。こうするだけで一センチは背が伸びる。

何も無理に小さく見せる必要はない。姿勢を正せばそれだけで背が伸びるということを意識して歩くと、きれいな姿勢で元気に歩ける。

上手に歩くことは、上手に呼吸することでもある

ウォーキングの最大の眼目は、歩きながら酸素をたくさん体に取り入れ、体内脂肪を燃やしてしまうことにある。

呼吸のしかたはかなり重要だ。その前にまず、できればきれいな空気の所を歩きたい。都心なら広い公園の中とか、街路樹のある広い歩道、裏通りなどきれいな空気のある所を探し出して歩くようにしたい。

そういう候補地がなければ、思い切ってインドアウォーキングを考えてもいい。ビルの廊下とか非常階段、屋上など探せばいくつか候補は見つかる。都心でのウォーキングは屋外に限らなくてもいいということも含めて考えざるを得ない。

こうして歩く場所が決まったら、次は呼吸法だ。呼吸法は息を吸うよりもはく方に重点を置くのがポイントになる。

呼吸というと吸うことに意識が向きがちになる。だが、肺にたくさんの空気を取り込むためには、どうやって空気を全部出してしまうかを考える方がうまくいく。肺の空気が外に押し出されてしぼめば、自動的に空気は入ってくる。

呼吸という字は、「はいて吸う」と書く。まず「はく」ということを覚えておこう。

ふつうのスピードで歩いている分には、呼吸のリズムは「はく、吸う、はく、吸う」でいいだろう。

しかし、エクササイズウォーキングのようにかなり早足で歩くときには、この呼吸法では酸素が足りなくなる。このようなときは、吸気一、呼気二の割合で呼吸するといいだろう。

ここでもはくことが中心になる。仮に息を吸うのに四歩歩いたとしたら、はき出すのには八歩歩くというように、吸った歩数の倍をかけてはき出すのが、一対二の呼吸法だ。

これが一般的な呼吸法だが、歩くリズムは人それぞれだから、必ずしもこの呼吸法でなければならないというわけではない。大切なのは一定のリズムで歩き、リズムに合わせて、なめらかに呼吸をするということなのだ。

歩数計を上手に使おう

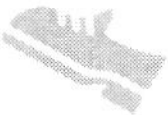

都会の道をただ歩いているだけではおもしろくないという人は、歩数計をつけて歩いてみるといい。

住宅街の中をぐるぐる歩いているだけで、おもしろくなくなってしまったという人にも歩数計はお勧めだ。

ベルトにつけたり、腕時計のように手につけたりといろいろなタイプがあるが、要するに一歩歩くたびに歩数が加算され、何歩歩いたかが一目でわかる器械だ。

これをつけて歩くと、歩くことそのものが一つの目標になる。「今日は五〇〇〇歩歩こう」とか、「もう二〇〇〇歩歩くと今日のノルマの一万歩が達成できる」というように使う。

これなら住宅街の中をぐるぐる歩いているだけでも、それなりの達成感が得られるはずだ。

歩数計をつけていると、意外に歩いていないということを思い知らされる人が何人もいる。五〇〇〇歩くらいは歩いているだろうと思っていた人が、三〇〇〇歩も歩いていなかったとわかり、愕然《がくぜん》としてウォーキングを始めたというような例もある。

現状を知って、ウォーキングを始めるきっかけをつくることもある。

わたしの知人の男性は、もう二年近く毎日の歩行記録をつけている。彼も、歩数計をつけてみて、あまりに歩いていないことを知り、記録をつけ始めたそうだ。

その彼からおもしろい話を聞いた。昨年の元旦。目標として一日一万歩、一年で三六五万歩を掲げ、最低でもその半分の一八二万五〇〇〇歩は歩くと決めた。

一週間ごとにその週歩いた歩数を累計していたそうだが、十二月半ばに、一日一万歩はおろか、その半分の五〇〇〇歩の達成も難しいということがわかってしまった。

ただしその日から毎日九〇〇〇歩歩き続ければ、なんとか一日平均五〇〇〇歩は達成できることがわかったという。

彼は残りの約半月間、毎日九〇〇〇歩を歩き続け、なんとか最低目標は達成したそうだ。今年はこれに気をよくし、一日平均五五〇〇歩の目標を立てているという。

ローレベルの目標だが、記録をつけ続けると、いろいろなことが見えてくるかもしれない。

時には思いついたように「遠出」しよう

同じエリアを歩いていると、時としてマンネリに陥ることがある。飽きがくると歩くのはつらい。

好奇心が失われてしまい、小さな変化を探そうという気もなくなってしまう。ただ一日のノルマとして歩いているだけというようなことになる。こうなると、何かをきっかけにしてウォーキングそのものをやめてしまう危険性も出てくる。

マンネリ打破のいい方法は、思い切って遠出をすることだ。一人ではなく、気の合った友だちといっしょに歩くといい。

このとき、「空気のいい所にハイキングに行かないか」とか、「カタクリの花の名所があるんだけど行ってみないか」などと、相手の気を引くようなセールスポイントをつくることが大切だ。

「郊外のウォーキングにつき合ってくれないか」と言っても、なかなか同意は得られない。花の好きな人なら花で誘い、食べ物が好きな人なら、うまいそばとか、土地の名物で誘ってみる。

相手に合わせてついでに自分もウォーキングを楽しむというような感じなら、友だちも快くつき合ってくれるのではないだろうか。

気分が変われば歩く楽しみも思い出すはずだ。

もし一人で歩くのが苦でなかったら、静かな森や、里山など自然が生きている場所にぶらりと出かけるのもいいものだ。

わたしは自然には人を癒す力があると信じている。自然はそれを信じる人にはいつでも優しく手を差し伸べてくれるはずだ。

お気に入りの場所を探すというのもマンネリ打破のいい方法だ。たとえば、郊外に住んでいる人なら、車で三十分も走れば自然が十分残っているいい場所が見つかるのではないだろうか。

そういう場所を、お気に入りの場所として確保しておくという方法もある。自然の中を歩きたくなったら、車を飛ばしてやってくる。そういうぜいたくがあってもいいと思う。

最近は、郊外のあちこちに日帰り温泉ができている。たいていは自然の中にある。その温泉を中心にしてウォーキングコースをつくり出せば、温泉つきコースができあがる。ちょっとぜいたくな気分になれる。

温泉なら四季を通じて楽しめる。一週間に一回とか、一カ月に一回と決めて温泉の周りを歩いてみると、小さな沢があったり、名前も知らない野草の群落を見つけたりするかもしれない。

何か一つ核になるようなものが見つかれば、それを契機にして次々に興味がわいてくるものだ。新しい場所は、そういうキーワードを探し出すのにもってこいだ。

要するに、今日はどの道を歩こうかと選択できるぐらいのコースを知っておくとよい。春歩くと新芽や花に出合える道、夏は木陰の多い道、秋は空が広々としている道、冬は枯れ木の枝ぶりのよい道などだ。

自分に合った靴とは「歩きたくなる靴」のこと

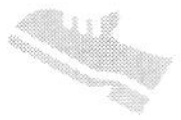

ウォーキングは靴さえあればできる手ごろなスポーツだ。それだけに、靴は慎重に選びたい。靴が足に合わないと、楽しく歩けないどころではなくなる。それはもう拷問のようなものだ。

最近はサイズも細かく分かれているから、〝靴に足を合わせる〟という時代ではなくなった。それでも、靴と足には相性があるようだ。わたしがこれまでの経験で得た、靴選びのポイントを披露しよう。

まず第一は、ウォーキングシューズを買いにいくなら、ウォーキングの後、シューズをはいたまま店に行くということだ。

初めてウォーキングをして、シューズも初めて買うというときも、この原則は適用できる。たとえばスニーカーをはいて、初めて三十分程度のウォーキングをしたとしたら、その足でシューズショップに行って、靴を選ぶようにする。

このとき無理なくはけるようなら、大きさはだいじょうぶということになる。そして、試しにはいてみるときは両方ともはいてみるようにする。わたしたちの足は微妙に左右の大きさが違っている。

よく片方だけはいて靴を買っていく人がいる。しかし両方はいてみないと、フィットするかどうかはわからないのだ。

長い時間はいて歩き続けるものなので、そこを加味して少し大きめなものを選ぶ。はいてみて指先が上下左右に動く程度のものがいい。

通気性がよくて、指のつけ根辺りでよく曲がるというのも選ぶポイントになる。

さて、こうしてすべてのチェックを終えて値段を見る。けっこういい値段がするものだ。ここで、選択肢が二つに分かれる。

A＝今の安い靴で少し歩いてみて、続けられるようだったら買うことにしよう。

B＝この際思い切って買おう。高い靴を買ったのだからやめられなくなるはずだ。

さてあなたはどちらだろう。

もちろん正解はない。どちらの選択も間違いではないのだ。

ただ、Aを選んだ人も、もし続けられそうなら、なるべく早くウォーキングシューズを買った方がいい。

やはり歩くことを専門に開発されたものだけに、はき心地はかなりいい。歩くのが楽しくなるような靴だ。

それに、形が決まると何となく〝やるぞ〟という気がわいてくるものだ。

ウォーキングの基本は、無理なく元気に歩き続けること

ウォーキングの基本は無理なく歩き続けることだ。だから、毎日五〇〇〇歩歩くというような目標は立てなくてもいい。無理なく歩き続けることを基本にすれば、そういうことになる。

一方で「歩き続ける」ということもある。だから、「今日は気が向かないから歩かない」というのもなしだ。

気が向かなくても、無理のない範囲で歩くということになる。五分でもいいし、五〇メートルでもいい。ここでは「歩き続けた」という結果が必要なのだ。

前にも少しふれたが、歩くことは身についた習慣になるからだ。歩き続けてさえいれば、それが習慣になって、歩かないと気分が落ち着かなくなる。

こうなるともう、雨が降っても傘を差して歩きたくなる。無理なく歩き続けていれば、ごく自然に誰でもこんな気持ちになる。

せっかく歩き始めるのなら、歩く習慣ができるまでは歩き続けるということを意識した方がいいと思う。

そうは言っても、歩くことは難行苦行の修行ではない。楽しんで歩くのがウォーキングだ。

歩くということを基本に、いろいろなものを組み合わせられるのもウォーキングの魅力だろう。ハイキングもウォーキングだし、俳句の吟行《ぎんこう》もウォーキングと考えられないこともない。

手ぬぐいをぶら下げて、散歩の帰りに銭湯に寄ってくるというのもウォーキングと言える。わたしは買い出しとウォーキングを区別していない。

このように、その人がこれはウォーキングだと言えば、誰も否定はできないのだ。一駅前で下りて会社に向かえば、通勤途中がウォーキングになる。

多少の強弁もあるが、そう考えるとウォーキングをしている人はすべて、歩き続けているということになる。

これが無理なく歩き続けるということなのだ。

無理をしなくてもいいし、もちろんがんばらなくてもいい。ただ、歩き続けていることを感じていればいい。

「歩く技術」とは、元気を出して歩き続けることという以外にない。よちよち歩きの赤ん坊は歩く技術をもっているし、杖をついた老人も同じ技術をもっている。歩き続ける限り、みんなウォーカーなのだ。

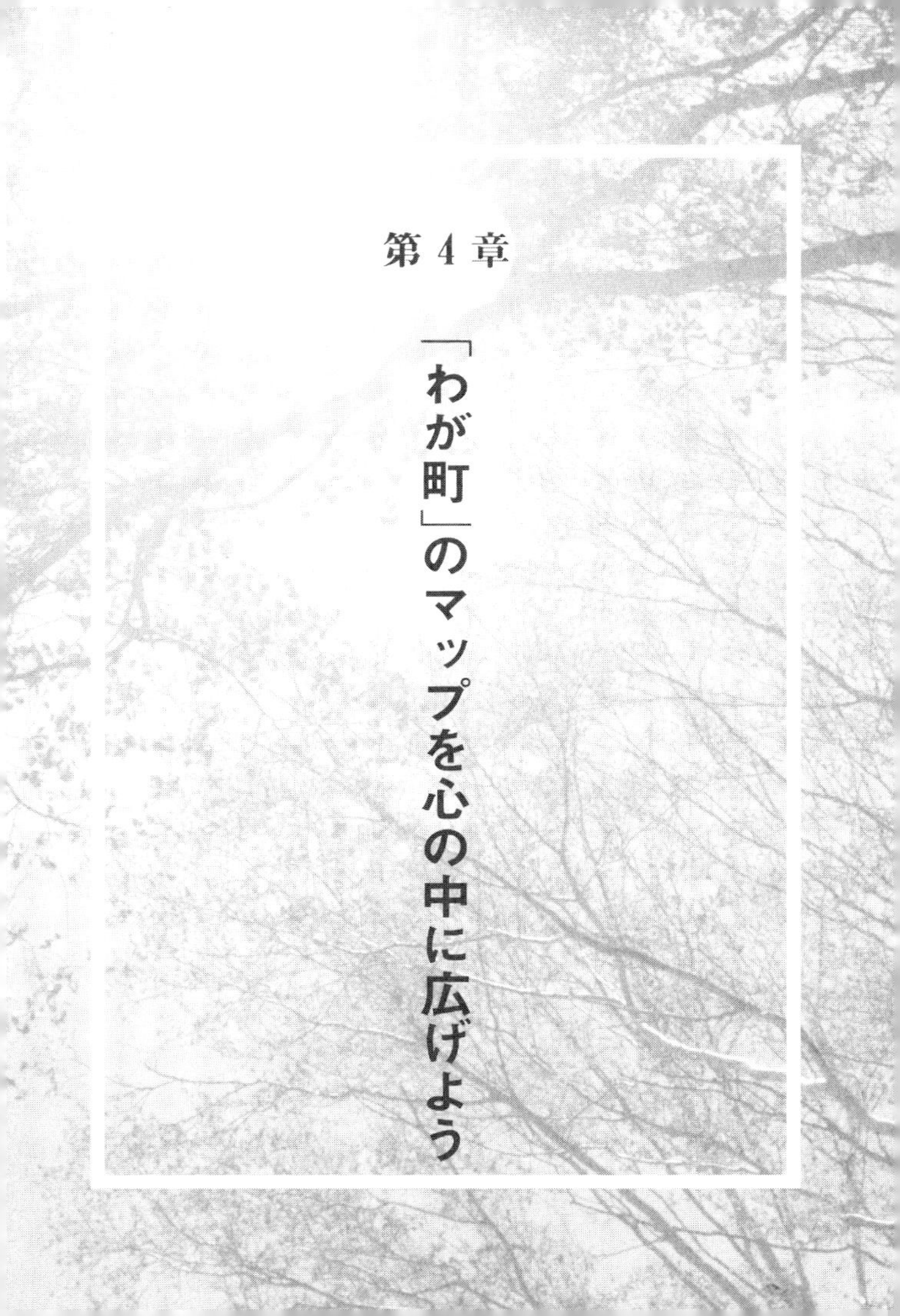

第4章

「わが町」のマップを心の中に広げよう

歩くことは、「各駅停車」で景色を眺めるようなもの

数年前、趣味であり、わたしの足代わりの一つであったマウンテンバイクを下りた。

手や指にしびれを感じて友人の医者に診せたら、頸椎《けいつい》が手指の神経を圧迫しているのが原因と言われた。手指や両脚の関節のしびれはマウンテンバイクのせいだった。やや首を前に出す前傾姿勢で走るため、首のつけ根に負担がかかっていたのだ。

マウンテンバイクは、京大を退官した六十代前半からずっと乗り続けてきた。ほとんど毎日、一日平均で十五キロぐらい走ったので淋しさはある。

しかし体を壊しては何にもならない。割り切るところはスパッと割り切らなく

てはならない。大切にしていたアメリカ製の〝愛車〟を息子にゆずって、数年前から生活のほとんどが「歩き」になった。今も平均で一日一〇キロぐらいは歩く。運動量はむしろマウンテンバイクに乗っていたころより増えたかもしれない。

今は手指のしびれもなく、体調はすこぶるよい。

マウンテンバイクをやる前はジョギングをしていた。愛知県犬山市の京大霊長類研究所に勤めていたときだから五十代前半のころだ。当時は毎朝、膝にあまり負担がかからないよう、あぜ道をぬいながら約一〇キロを一時間かけて走った。

考えてみると、五十代はジョギング、六十代から七十代前半をマウンテンバイクで過ごし、今ウォーキングにたどりついたという感じだ。たどりついたという言い方は少し違うかもしれない。

歩くのは昔から趣味で、とくに定年後はマウンテンバイクにも乗り、かつよく歩いていた。趣味の歩きに加えて、移動手段の方も「歩き」になったというのがより正しい言い方だろう。

急行列車から特急列車になり、今は各駅停車でゆっくり景色を楽しんでいるというところだろうか。

この「旅」がまたいい。スピードが遅いだけ、歩く方が感動が長続きするのだ。マウンテンバイクで走っているときは見落としていたものも、ふと足を止めて見つけられるようになった。

そうは言っても、マウンテンバイクもそれほど飛ばしていたわけではない。無理せず、しかも景色を眺められるよう時速一五キロ程度で走るよう心がけていた。それでも見落としていた景色がたくさんあったことに驚いた。

わたしがふだん歩いているのは、家があって、その上、海あり山ありの鎌倉周辺だ。夏は山荘のある野尻高原を歩く。

バイクを下りて、軽快さはなくなった。しかし発見の数はさらに増えた。一つ発見するということは、一つ感動するということだ。軽快さを犠牲にしても得るものははるかに大きく、また多かった。

「未知なるものに好奇心を抱き、感動するのでなければ人間と呼べない」

わたしのフランス語の恩師、桑原武夫先生の言葉だ。桑原先生は、この言葉通りの生き方をし、八十四歳の長寿を全《まっと》うされた。

感じると体が動く。体が動くとまた新たな感覚が脳に新鮮な刺激を与える。「感」と「動」、「動」と「感」の繰り返しがわたしたちの精神をかたちづくる。

この章ではその繰り返しについて書いていく。心で歩けば好奇心が芽生え、感動がわき起こる。感動がふたたび歩く喜びを教えてくれるのである。

「わが町」を歩こう

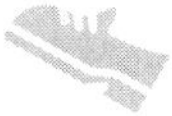

達意《たつい》の文章家として名高かった山口瞳さんに『わが町』（角川文庫、一九七七）という好編がある。お住まいになった東京・国立《くにたち》が舞台だ。
一読して、国立という町の空気がわかる、人情がわかる。町で暮らす人がいて、店があって、花が咲き、グラウンドで少年たちが野球をしている。タクシーの運転手や仕事帰りの市役所職員の溜まり場となっている店がある。

つまり、この本は国立という町の散歩マップにもなっている。しかし、ガイドブックではない。強いて言えば心の散歩マップだろう。この本を読んでこの町を訪れる読者が多いらしいが、みな、ガイドブックをもって歩く旅のようには歩かない。そぞろに歩いて、かつて山口さんが吸ったのと同じ空気を吸って帰る。

わが町。あるいは、わが街。

誰にでもある「わが町」。わたしで言えば鎌倉だ。

鎌倉の町、そして自然なら何でも知りたい。知るためには歩くしかない。

先日、若い知人がやって来てそんな話になった。「ぼくにとってのわが町なんて言えるものはあるかな」と首を傾げた。都心に通っていて、家の周りはせいぜい土日にブラブラする程度だから、土地への愛着はないらしい。

でも百歩譲って、とわたしは反論を試みた。

——ブラブラ歩いている道から見てどの方角に駅があるか。本を買いたいと思ったとき、夕飯で何か魚を食べたいと思ったとき、どこに行けば本屋や魚屋があるか。小学校はどこにあって、その門前の植え込みに咲いている花は何で、校門の横の木の名は何か。郊外の小川には橋が何本かかっていて、春になると橋上からザリガニを見ることができるのはどこか。昼寝のできる公園はどこか。

たとえばこう聞かれたとして、一応答えられる町は今住んでいる町か、かつて住んだ町か、故郷の町しかあるまい。

全国にたくさんある町の中で、そういうことに答えられる町を「わが町」と言っていい。

つまり人は誰でも最低一つは「わが町」をもっている。

白地図を埋めるほどの情報はなくても、心の中に漠然とそのマップは広がっている。地図上の「わが町」で自分がよく知っている人が住んでいる所、広場、好きな店、子どもがよく行く場所などに仮に赤い頭の押しピンを刺したら、自分の行動半径、生活範囲が赤い点々になって現れるはずだ。

この地図は、「この道はこの間も歩いたから、今日は反対の方に行ってみよう」「春めいてきたから、ウメの花が咲いているか探しながら歩いてみよう」――こんなふうに歩くことで深められていく。

つまり好奇心をもった散歩は、心の中のわが町をさらに印象深いものにする。

わたしの主宰する「サロン・ド・ゴリラ」に数カ月に一回、お仲間と訪れる出阪界のSクンは〝思い立ったらその日から派〟で、わたしの話を聞いているうちにJR中央線を一駅間歩いて通勤することにした。その道は大きな公園の中を通るので、彼はたちまち樹木や草花のとりことなり、植物図鑑をもって早めに家を出ることにした。最近は奥さんもいっしょに歩いているとか。「わが町」をどんどん広げる魂胆らしい。

そんな散歩の機微と喜びについて、以下に書いてみよう。

歩いて、「カラスウリ・マップ」を描く

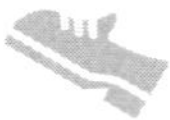

鎌倉に越してきて、最初にカラスウリを見つけたときは驚きと懐かしさで思わず声を上げてしまった。久闊《きゅうかつ》の恋人と偶然に再会したような嬉しさだった。

わが家のいちばんのお気に入りの場所に、そのつぶらな橙《だいだい》色の実をつるごと

飾り、十日間ほど鼻歌交じりで幸せに暮らした。

以来毎年秋になると、カラスウリを探してあちこちと歩き回る。すでにわたしの中では住まいのある鎌倉・梶原谷を中心にした「カラスウリ・マップ」ができている。エリアはどんどんと外に広がっている。自分の足で歩いてつくった「カラスウリ・マップ」だ。

感動は記憶にとどめなくてはならない。頭の中に白地図をつくり、そこにポイントをチェックする。自分の足で歩き、自分の目で発見した喜びは一入《ひとしお》だ。頭の中にカラスウリ色に染まったポイントが鮮明に記憶される。

カラスウリが実をつけている新たな場所を見つけると、嬉しくなって人に教えたくなる。「この坂の下にカラスウリが赤い実をつけていますよ」と。

しかし意外に反応は鈍く、「ああそうですか」ですまされてしまうことが多い。なぜこんな美しいものに心がときめかないのだろう。

しかし考えてみればわたしも最初から衝撃的な出合いがあったわけではなかった。

最初にカラスウリを見つけたのは、愛知県の犬山市郊外のヤブの中だった。ジヨギングの途中で見つけ、きれいだなと思って持って帰り、勤めていた大学の研究室の入り口にある下駄箱の上に飾っておいた。

その実を手にしたとき、まだそれがカラスウリという名前だとは知らなかった。図鑑で調べ、ウリ科の植物で、雄花、雌花があることなどを知った。研究室を訪ねてくる人に「風情がありますね」と言われ、「なかなかいいでしょう」などと言っているうちに、ヤブに開発が入った。

カラスウリのヤブは、あっという間にブルドーザーでひき固められ、こぎれいな住宅が建った。

カラスウリが実をつけるヤブはホタルの住処《すみか》でもあった。カラスウリもホタルもいなくなって、それきりそのことは忘れてしまった。

そして、終《つい》の棲家と決めた鎌倉で二十年ぶりに再会したのだ。わたしはこの二十年いろいろなことがあった。歳もとった。しかしカラスウリは二十年前とまったく変わらない、気品のある姿でわたしの前に現れた。

衝撃的な出合いだった。

ほとんどこのとき、カラスウリの魅力に取りつかれたと言ってもいい。好きになると会いたくなるし、もっと知りたくなる。さらに守りたくもなる。

もう二度とこの美しい実をブルドーザーでひき殺すようなことはさせない。わたしは心ひそかにそう誓っている。

そんな話を訪ねてきた友人に話したら、「ぼくは町のタンポポ・マップをもっている。最近は西洋タンポポばかりだね」と言った。もちろん現実に書かれた地図ではない。わたしと同じ心の中のマップだ。

散歩しながら、自分だけの植物マップをつくる。散歩の醍醐味《だいごみ》だろう。

好きなもののためには早起きも厭わない

カラスウリが好きになり、いろいろと調べていくうちに、レースのような繊細な花を夏に咲かせることを知った。一夜花だ。花は夕方に開き、翌朝はしおれて

しまう。

図鑑で見ると、エーデルワイスの花弁の先端から白いレースが四方に広がっているような美しい花だった。ぜひその花を自分の目で見たかった。

ある夏の朝早く、まだ夜明け前に家を飛び出して、かねて調べてあった場所に歩いていった。

朝早いのに気分は期待で最高潮。こんなときは足が勝手に進む。歩くことを厭《いと》うていたらこんなことはやれない。こんなふうな散歩も、一日の歩数に加算できる。

前年の秋、たくさんのカラスウリの実を採った場所だ。ヤブをかき分け、懸命に花を探して歩いた。しかし時期がまだ早かったようだ。

どこかに一つくらい気の早いのが咲いていないかと探した。夢中になるとはこんなことだろう。冷静になって考えてみれば、そんなことがあるはずがないことがわかる。

〝彼女たち〟の生物時計は正確だ。時期が来なければ咲くはずがない。

ようやく諦めてヤブを出たが、首の辺りがどうも痒《かゆ》い。どうやらヤブ蚊にあちこち食われたようだった。夢中になっていたので、ヤブを出るまで気づかなかったのだ。

帰って家人にあきれられた。朝早く起き出していなくなったと思ったら、いったいどこで何をしていたのかというのだ。

まさか恋人を探して、ヤブの中をうろついていたとは言えない。首をかきながらもごもごとごまかすしかなかった。

ある日、蕾《つぼみ》のカラスウリの花を家に持って帰り、水を入れたコップに挿して開花までの時間を計って一時間とわかったときは、カミさんと踊りだしてしまった。涙が出るくらいにうれしかった。

秋になるとわが陋屋《ろうおく》をこの実が飾る。友人が訪ねてくるとなると、その年一番のカラスウリを採ってきて飾る。自分の足で歩いて採ってきて供《きょう》するのがおもてなしだと思っている。ほんの少しだけ多めに採ってきて、お土産に渡す。

友人を訪ねるときも持っていく。鎌倉の秋の自然のお裾分けだ。

そう言えば、富安風生《とみやすふうせい》のこんな句があった。

提げ来るは柿にはあらず烏瓜

一応、みんな喜んでくれたような顔をする。心で歩く、心を手渡す。ほんとうの土産とはこういうものではないだろうか。

いつも考えながら歩く

「心で歩く」と好奇心が芽生えてくる。そして、一つの好奇心はまた別の好奇心を育ててくれる。歩けば歩くほど、好奇心は旺盛になる。

初夏のころ、よく日の当たる草原に淡いピンクのひもが、らせん状に茎にからみついているような植物を見かける。草丈三〇センチに満たない小さな植物だから、見過ごしてしまう人が多いかもしれない。

道ばたにもよく咲いているが、自動車ではまず見つからない。自転車でも「あれっ」と思うが走り過ぎてしまうだろう。

歩いていて、「ネジバナが咲いている」と足を止める。

またの名を「もじずり」という。

もじずりというと、百人一首の一四番、「みちのくのしのぶもぢずりたれ故に」という河原左大臣（源融《とおる》）の歌を思い浮かべる人がいるかもしれない。

あるとき道を歩いていてこの花を見つけ、わたしが古名を紹介したらすらすらと右の歌を答えた女性がいた。別の女性が「乱れそめにしわれならなくに」と下の句をつける。典雅《てんが》なひとときだ。

しかし、百人一首にある「もぢずり」とは、ねじれ模様の絹織物のこと。この絹織物のイメージから花の名がついたのか、あるいはその逆か、詳しいことはわからない。わからないから好奇心がそそられる。

「もじずり」というゆかしい古名をもつこの花にも心惹かれるようになったのは、〝永遠の恋人〟カラスウリが影響している。両方に共通しているのは、ねじれていること。

そしてわたしは「ネジバナ・マップ」も心に一枚所有することになった。

カラスウリはつる性の植物で、らせん状に伸びてゆく。大きく言えば銀河系宇宙も渦を巻いていて、われわれの地球もその渦の端の方に乗っている。身のまわりのことで言えば、指紋の代表的なタイプも渦状紋《かじょうもん》といって渦巻きだ。この渦巻きは、左手よりも右手に多く、親指や薬指に多く、しかも女性より男性に多い。

なぜ万物は渦を巻くのか。ぼんやりとした疑問がいつも頭にある。疑問を頭の片隅に置きながら歩く。

道ばたに咲くネジバナを見つけると思わず足を止め、しゃがみ込んでそのらせんに見入ってしまう。細い茎の先端の方に、淡いピンクの小花がらせん状にからみついているように見える。

よく観察すると、左巻きもあれば、右巻きもある。途中で方向を変えてしまうものもある。こんな小さな花にもそれぞれ個性があることに驚く。

なぜ左巻きや右巻きがあるのだろう。そんな興味もわいてくる。いくつかの仮説が浮かぶ。だがあわてて結論づけなくていい。なぜだろうと考えている時間が楽しいのだ。

小さなネジバナのらせんと大きな銀河系宇宙の渦は、どこかでつながっているのだろうか。そんなことを考えながら歩く。

らせんは外に広がっていく、あるいは内に収縮していくための完全構造になっている。ネジバナも宇宙もこの点では完結している。

そんなことを考えながら歩いていたら、ある仮説を思いついた。それは、植物は自ら完全な構造をもっているので動く必要がないという突拍子もないものだ。一カ所にとどまって、生長もでき子孫も残せる。動く必要がないのだ。

仮説はまだ広がる。それに比べわれわれ動物は、全体的にはらせん状のような完全構造をもち得なかった。だから、その不完全さを補うために、あくせくと歩き回らざるを得ないのだ。

歩き回って、考えざるを得ないのだ。パスカルは、「人間は考える葦である」と言った。たしかにそうだが、足を使って動き回るのだからこうも言い換えられないか。

人間は考える「足」である。

歩く理由がまた一つ見つかった。

歴史を感じながら歩く

家の近くに桜の名所・源氏山公園がある。公園の北側が急な坂になっていて、ここを化粧《けわい》坂という。

鎌倉に七つある切り通しの一つだ。樹々がうっそうと茂り、新緑のころと紅葉のころはとくに美しい。

観光客も多いが、わたしの好きな散歩コースの一つに入っている。扇ヶ谷から登ってくると、坂の途中までは住宅街になっている。昔の面影が残っているのは坂の上の方、つづら折りの急坂部分だ。

「化粧坂」という艶《あで》やかな名前につられて最初にこの道を歩いたとき、名前との大きすぎるギャップにとまどいを感じた。ただでさえ険しい道のそこここに、行く手を阻もうとするかのような大石が放置されていて歩きづらい。

しかもどこからともなく水がにじみ出している。新田義貞勢が稲村ヶ崎に上陸したあと、この源氏山で激戦があって、多くの生命が昇天している。それは五月の緑が鮮やかなころだったそうだ。

見上げると威圧感を感じるような急な崖で、歩きにくい段差まである。わたしは最初その道が、整備ができずに崩壊が進んでいるのだろうと思った。なぜこの歩きにくい、不気味ささえ漂うような道が「化粧坂」なのか。謂《いわ》れが気になったわたしは図書館で調べてみた。

心に引っかかることはそのままにはしておけない。歩くとは好奇心を満たすことでもある。

資料を当たるうち、わたしは夢中になった。時間にすれば数時間というところだろう。しかしちょっと大げさに言えば、一つの坂を入り口に次々と鎌倉の歴史を垣間見られたような気がした。

歴史にうとかったわたしは、そこが鎌倉幕府滅亡の主戦場の一つであったことを知らなかった。なんとなく不気味さを覚えたのは、攻め入った新田軍と守る鎌倉幕府軍が血で血を洗う激しい戦闘をした地だったからなのだと合点もいった。

未整備と思っていた道は、軍事上の防衛ラインとして、意識してつくられたものであることも知った。道に放置された大岩は、「置き石」と呼ばれ、わざわざそこに置かれたものだったのだ。

通りにくい道は敵の軍勢を阻むためのもので、それが七つの切り通しとなっているということも学んだ。鎌倉は〝軍事都市〟だった。

化粧坂の謂れの一つに「険（し）い坂」が転訛《てんか》したものという説があることも知って大いに納得した。

ざっとこれだけのことを知り、わたしは鎌倉の住人の仲間入りができたような気がした。歴史を知って、化粧坂が好きになった。

五月のころを選んで化粧坂を歩いてみる。うっそうと茂る樹々は、兵士たちの怒号を聞いていたのだろうか。角が取れて丸くすり減った置き石は、まだ当時のことを覚えているのだろうか。そんなことを思いながら歩く。

化粧坂の下の方にかつて遊廓《ゆうかく》があって化粧した女性がうろついていたという説もまた面白い。たしかに坂を降りたところにそのようなスペースがある。鎌倉時代は武士も僧侶も逗子《ずし》に通っていたと聞いたが、ひょっとしてこのあたりにもささやかなソレがあったのではないかと、昔をかえりみる楽しさである。

「化粧坂《けわいざか》」の命名由来のもう一つに、生い茂る樹々が、季節によってさまざまに化粧するからだという説があることも最近になって知った。

心で歩くと、遠い昔も見えてくる。どうかそれぞれの「わが町」の歴史散歩を試みていただきたい。

中世をしのぶ「やぐら」を眺めながら歩く

さらに「わが町」の探索。

地元の人に「やぐらを見にいきませんか」と誘われたのも越してきたばかりのころだった。

「やぐら」というから祭りの屋台でも見にいくのかと思ったが、そうではなかった。「やぐら」とは鎌倉時代の古い墓。切り立った岩盤を洞窟のようにくり抜いてつくられた墳墓だった。

土地の狭かった鎌倉は、市中に墓をつくることが許されず、少し離れた山中の谷にこうした墳墓をつくったのだとされている。

といっても庶民の墓ではなく、いずれも名のある武将や僧侶の墓である。さしずめ日本版の〝王家の谷〟というところか。鎌倉には一〇〇〇を超える「やぐら」があるという。たしかにその通りで、谷を歩けばやぐらにぶつかる。

わが陋屋の近くにも有名なやぐらが点在している。一つは葛原岡《くずはらがおか》神社の北側にある瓜ヶ谷のやぐら群だ。五つのやぐらがあり、「地蔵やぐら」と呼ばれる大きなやぐらの内部彫刻は、なかなか趣《おもむき》がある。

扇ヶ谷にもやぐらが点在している。ここもわたしの好きな散歩コースだ。やぐらを見ながら歩いていくと海蔵寺につく。この寺にも本堂脇にやぐら群がある。しかし海蔵寺の魅力は四季折々の花々だ。

いつ行っても美しい花が咲いている。春はなんと言っても海棠《かいどう》だろう。花を楽しむ海棠だから、花海棠とも言う。その響きがいい。桜に似たピンクの花が下向きに咲く。

海棠は、わが家の「庭」の源氏山公園にも咲いている。春になると、桜はまだか、花海棠はまだかと落ち着かない。

話がそれた。春の散歩は寄り道ばかりだ。

やぐらの存在を教えてもらい、散歩の楽しみが一つ増えた。歩いていて、あそこにもあった、ここにもあったと見つける楽しみがある。やぐらは鎌倉時代にしかつくられていないから、それを通して千年近い時を一気にさかのぼれる。

どんな人が埋葬されたのだろうかとか、天寿を全うしたのだろうかなどと思いを巡らせ、手を合わせることもある。

「わが町」の神社仏閣マップ、古戦場マップ、古民家マップ。そういうものを心に描きながら散歩している人も多い。ある人は、お寺があると門をくぐるという。戦没者のお墓を探すのだそうだ。日清・日露戦争の戦没者のお墓を見ると歴史というものを、太平洋戦争の戦没者のお墓から戦争というものが意外に強く「わが町」に影を落としていることに気づくとか。

山越えで、露坐の大仏に会いにいく

ごく近くに桜の名所・源氏山公園がある。わが陋屋からほとんど地続きと言っていい場所にあるので、「庭」と称している。

そのことを気の置けない友人に自慢した。すると「そんなことを言ったら、青森の恐山《おそれざん》だって地続きだ」と笑われた。そんなに広い庭は歩きようがない。自分の足で歩き回れるから愛着がわくのだ。

その源氏山公園から、由比ヶ浜に向かって南下するいい散歩コースがある。観光地図には「裏大仏ハイキングコース」と記されている。ゆっくり歩いても一時間くらいで行けるいい道だ。

天気がよくて気分がいいと、このコースをたどって露坐《ろざ》の大仏に会いにいく。

尾根道から海が見えるのがいい。太平洋を渡ってくる風に吹かれて歩いていると、あまりの心地よさに、鼻歌を歌いたくなる。

わたしは、定年後の自由人の特権を生かしてウィークデイに歩く。どうせ歩くなら、あまり人がいないときに歩きたい。ぜいたくが許される環境に住んでいるのだから、見える景色を独り占めしたいのだ。

自分一人がこの景色を独占していると思うと、それだけで心から感動がわき上がる。これは正直な気持ちだ。そこに、五人とか一〇人の見知らぬ人たちがいると、感動は五分の一とか一〇分の一になってしまう。そんな気がする。

だからつまらないということではなくて、景色を独り占めできるということは、それほどすばらしいことなのだということが言いたいのだ。

できれば人の行かない場所、人の行かない日を探し出して、景色のいい場所を歩いてみることをお勧めする。至福のときが過ごせるはずだ。

勝手知ったる「わが町」「わが自然」を歩くということには、そんなぜいたくがあってもいいのではないだろうか。

休日はよそから見える観光客の皆さまにお譲りする。

このハイキングコースは駅からはだいぶ離れているのだが、大勢の人がやってきてくださる。

どうもパンフレットなどで「家族連れで静かな山歩きが楽しめる」と紹介されているようなのだ。

観光客が増えれば無体な開発は行われないだろうから、その面ではありがたい。だが反面で、ゴミなどを捨てていく人も増え、それはそれで悩ましい問題を抱えている。

坂を下るとそこは露坐の大仏。明治の歌人・与謝野晶子が、

かまくらやみほとけなれど釈迦牟尼は美男におはす夏木立かな

と歌った大仏がおわす。

わたしは、「こんにちは、また参りました」と挨拶し、さらに南に下る。五〇〇メートルも歩けば江ノ電の長谷駅だ。由比ヶ浜まで歩いてみるか、江ノ電で帰るか。楽しんで迷いながら、さらに歩く。

思いついたら即実行、いつでも外に出かける

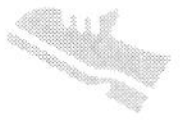

秋の野山は豊饒《ほうじょう》だ。モノトーンの冬が訪れる前の色彩の競演。これを見逃すまいと、せっせと歩く。

同じようなことを考えている人が多いとみえて、秋は鎌倉の道を歩く人が増える。いろいろな情報も入ってくる。寿福寺の紅葉が見ごろになったと聞けば心が動くし、浄智寺の柿がきれいに色づいたと言われれば、すぐにでも行きたくなる。

明日ありと思う心のあだ桜夜半に嵐の吹かぬものかは

という歌がある。散りやすいのは春の桜だけではない。紅葉も秋の嵐が吹き抜ければ、あっという間に散ってしまう。

そう思えば心は急《せ》く。急く心は抑えなくていいのではないだろうか。今を大切にすることが、感動する心を育てることになる。

わたしは定年後、次の二つのことをモットーにしてきた。

◎思いついたら実行してみる
◎興味をもったら飛び込んでみる

二つとも仕事をもっているときはしたくてもできなかったことだ。

やりたい研究テーマがあっても、それがすぐにできるということは少ない。計画を立て、根回しをし、予算がつくのを待つ。予算が半分しかつかなかったり、次回に回されたりなどということもあった。

どんな仕事でも同じだろう。やりたいことがあっても、まず上司や同僚を説得しなくてはできない。そういうグチをよく聞かされる。仕事をしている以上ある程度やむを得ない面はある。

だが、仕事から解放されて自由の身になったらこれができる。失敗しても自分一人で責任がとれる。恥をかくのも自分だけだ。

余分な肩書きがなくなった分だけ、知らないことを素直に知らないと言えるようになったし、躊躇《ちゅうちょ》なく興味があることに飛び込めるようになった。

言ってみれば、心で歩けるようになった今の自分を気に入っているのだ。

秋になると真っ赤な実をつける「マユミ」という樹をご存じだろうか。ニシキギ科の植物で、それほど珍しい樹ではない。

むしろ実をつけるまでは平凡すぎて、目立たない。ところが周りの樹木が葉を落とすころ、マユミはきれいな実をつける。鈴なりと言ってもいいくらい、たくさんの実をつける。正確に言えば実ではなく種子だ。淡紅《たんこう》色の仮種皮に包まれた真っ赤な種子が美しい。

友人と話をしていたとき、「マユミは晩秋になると美しく輝きを増すんだ。歳をとったからといって、無理に枯れる必要はないだろう。ぼくはマユミが好きだ」というようなことを言った。

友人は何か勘違いをしたようで、「マユミ？ ぼくが知っている女性か」と聞く。あわてて手を横にふる。昔この樹で弓をつくったことから「真弓」というのだが、言われてみればたしかに女性の名前でもある。

友人に誤解されてもしかたない。でも、マユミの美しい実に心惹かれて会いにいく。思い立ったら即歩いていける。そんな気持ちさえ持ち続けていれば、老いることはないのではないだろうか。

うまいもの・うまい店は自分の足で探すべし

歩いているからお腹が空く。だからおいしいものが大好きだ。何が好きかと聞かれたら「旬《しゅん》のもの」と答える。旬のものなら何でも好きだ。

いちばんおいしい時期に、おいしいものをいただく。こんな幸せなことはない。

ただし、「グルメですか」と聞かれると、「そんなことはありません」と否定する。

グルメというと美食家をイメージする。自分はそういう種類の人間ではないと思う。

地元でとれる旬のものは、地元の人を相手にする町の小さな食堂のメニューに載ることが多い。自慢ではないが、こういう店を探し出すすばらしい嗅覚がわたしには備わっている。したがって、おいしい店・心のマップもわたしの大切な一枚となる。

その日の朝市場に上がった魚をおいしく煮つけ、地の野菜を使った熱々の味噌汁にお新香が添えられて出てくるというような店。おいしくいただいて、一〇〇〇円札を出すと、お釣りまでくるというような店が、わたしのお気に入りのマップにはたくさん載っている。

わたしの好みでは三つ星ランクだが、たぶんいわゆるグルメ雑誌には永遠に載らないだろう。有名なシェフがつくっているわけではなく、相手の顔を見ながら黙ってご飯の量を調整してくれるような人がつくる料理だ。

こういう店は、自分の足で探すしかない。よく店構えに気を使わないようなところはおいしいという。おいしいところもあるし、そうでないところもある。一概には言えない。

寿司屋もそうだ。古びたのれんの店がいいという人もいるが、そんなに単純なものではない。

グルメ雑誌に載っているという店に連れられていったことがある。どこでとれたどういう魚かをいちいち説明され、食べ方にまで細かく注文をつけられるような店だった。「おいしいですね」とお世辞を言ったが、わたしはもう行かない。

主人が客にお世辞を言うのがほんとうで、客が主人にお世辞を言わなくてはならないような店は願い下げだ。

味の好みはそれぞれ違う。だから自分の好きな味は自分の足で探し出すのがほんとうだ。食べ方もいろいろあっていいのではないか。「これは塩で食べてください」などと押しつけがましく言われるのは、あまり好きではない。

グルメ本を参考にしてもいいし、友人からおいしい店を教えてもらってもいい。でも、ほんとうにおいしいかどうかを決めるのは自分の舌だ。

味覚も大切な五感の一つ。「おいしいと評判の店だから、きっとおいしいのだろう」などと、思い込まない方がいい。

より大切なのは、おいしいものを食べたいと思って、自分の足で探し回ることだ。「わが町」のおいしいもの・おいしい店マップの幅を広げてみよう。こうしている間は、脳に新鮮な刺激を与え続けられる。

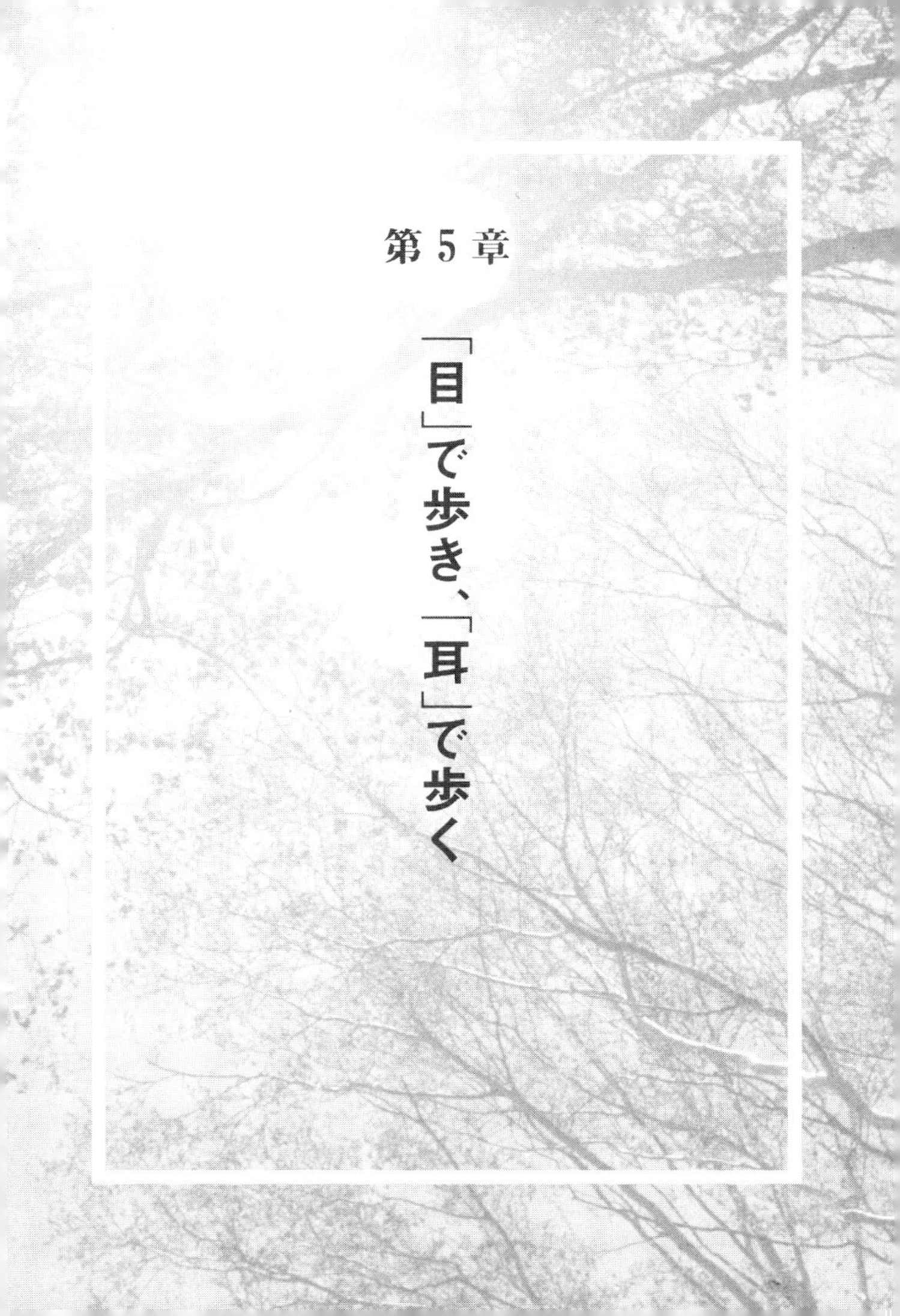

第5章

「目」で歩き、「耳」で歩く

ゆっくり道を歩くのが「遊び」の起源だ

車を飛ばせば十分もかからずに行かれるところを、あえて五十分かけて歩いていく。それが歩く楽しみというものだ。

時間はとても大切だが、時にはそれをぜいたくに使う。あくせく生きるばかりが人生ではない。

車窓からならあっという間に通り過ぎてしまう風景も、自分の足で丹念にたどっていくとまったく違ったものに見えてくる。目に映るすべての景色を楽しみ、耳に聞こえてくる音を探る。

せっかくのぜいたくな時間、ずるずると足を引きずって歩いてはだめだ。スリッパで歩くようにべたべたと歩くのもよくない。つま先に体重を乗せて、背筋を伸ばしてすっすっすっと歩く。

車で言えばギアはセカンドぐらいでいい。これなら必要に応じて、歩く速さをサードに上げたり、ローに落とせたりする。時に軽やかに、あるところではゆっくりと、緩急をつけて歩くのがポイントだ。

こうする方が、目や耳から入る情報が脳に伝わりやすくなる。だらだら歩きでは、せっかくの感動が脳に届かない。

ギアをセカンドに入れて、すっすっすっと歩いていると、リズムが生まれる。リズムに乗ってそぞろに歩く。これが「遊び」の原点だ。

「遊び」という字は、「漂う」という字と、「進む」という字が組み合わされてできたものだ。だから漂うように道を歩く。それだけでいい。歩くことが楽しみであり、遊びそのものなのだ。

遊びだから決まりごとはなるべく少なくする。遊びのルールは少ないほど楽しいに決まっている。子どものころの竹馬遊びには、そのルールすらなかった。それでも十分楽しかった。

そぞろ歩きを楽しむときは、竹馬に乗ったときのように、目と耳だけに神経を集めておけばいい。体は自然に動いてくれる。「どこに行くのかは足に聞いてくれ」と、そんな感じでもいい。

こうしてわたしはこれまでたくさんの道を歩いてきた。道のない森や野山や、沢や浜辺を歩いてきた。

あれこれと工夫したり工面したりして時間をつくり出し、その時間をぜいたくに使って歩いてきた。わたしは今年傘寿《さんじゅ》を迎えた。「いい歳をして子どものように」と笑う人がいるが、それでも歩くのが楽しくてしかたない。

探求心は止められない。以下で書くのはそんなわたしのフィールドレポートだ。

やってみるとわかる！早朝散歩のおもしろさ

朝の散歩は四季を通じて気持ちよい。散歩というよりウォーキングに近い。少し早足でリズムをとって歩く。

できれば朝食を食べる前、朝飯前のひと歩きが気持ちいい。

朝は静かなので、自分の足音がこだまする。この音が聞けるのは朝か深夜だけだ。深夜は誰かにつけられているようで、少々気味が悪い。その同じ足音が朝は軽快に響くから不思議だ。

住宅街なら新聞配達のバイクに出合うだろう。積んである新聞の束はだいぶ小さくなっているはずだ。かなりがんばって早起きをしたつもりでも、もう仕事を終えようとしている人がいることに気づく。

早朝出勤のサラリーマンともすれ違う。よほど遠くまで通うのか、それともよほど早くに片づけなくてはならない仕事を抱えているのだろうか。足早にすれ違ったサラリーマン氏を、足を止めてしばし見送った。

おそらくそれぞれの家では朝の味噌汁ができあがる時間帯に、すでに仕事を終えようとしている人がいる。カバンを提《さ》げて会社に向かおうとしている人がいる。いつもと同じ朝の光景なのだろう。

だが家にいると、早朝から働いている人がいることにまではなかなか思いが至らない。朝刊を広げてみても、それを配達してくれた人のことまでは考えない。

世の中の人みんなが自分と同じように起き出して、味噌汁の煮えるいい匂いを感じながら、新聞を広げているように錯覚している。

いつもと少し違う時間帯に近くを歩いてみるだけで、新鮮な体験ができる。早起きは三文の徳以上。

お腹を空かせて帰ってくるから、いつもよりさらにおいしく朝ご飯が食べられるというおまけまでついている。

早朝ウォーキングの効能は、このほかにもいくつかある。

第一は涼しいので早足で歩けるということだ。この時間帯を逃すと、近所を早足で歩くのは難しい。夏は日中が暑いし、夕方はけっこうたくさんの人が道を歩いている。自転車も走っている。角から自転車が飛び出してくるのではないかと気にしながら歩くのは、おもしろくない。

もう一つ、朝の脳はやる気に満ちている。眠っている間に脳内に蓄えられた快感物質のドーパミンが朝は大量に放出される。目覚めが気持ちいいのはこのせいだ。しかしせっかくやる気に満ちているのに、刺激を与えてやらないとドーパミン効果も霞《かすみ》のように消えてしまう。

しかも朝をぼうっと過ごす生活を繰り返していると、ドーパミンの分泌も少なくなってしまう。

朝の脳を正しく使うには、目覚めたら内と外から刺激を与えることだ。

外部刺激は、さっさと着替えて、冷たい水で顔を洗うという一連の動作でも何とかなる。問題は内部刺激だ。脳は知的欲求を満足させたいと思っている。スイッチオンしたパソコンが、仕事をしようと待ちかまえている状態だ。

いつもと同じように新聞を読んでも、脳の知的欲求は満たされない。脳は新鮮な驚きを求めているのだ。

外部刺激と内部刺激を二つながら満足させられるのが、早朝ウォーキングというわけだ。体を動かし、脳を動かす。こうすることでドーパミンの分泌が促進され、パワフルに一日を過ごせるようになる。

一日の計は早朝にあると言っても過言ではない。

知らない町を歩き、路地に迷う楽しみ

頼まれて全国各地に講演に行く。講演の楽しみの一つは、思いもかけない所に旅することができることだ。

行くと、時間をつくって町を歩く。歩かなければその町のことはわからない。わからなければその町が好きになれない。歩くことはその町を好きになることだ。

そう思って歩くのだが、大通りはどこも同じになってしまった。ファストフード店もコンビニエンスストアも、みな同じ顔をしている。ユニフォームが同じせいか、店員の顔までどこに行っても同じに見える。

だから大通りを敬遠して、脇道に入る。

脇道から路地に入る。

路地から路地を伝って歩く。

そこでようやくその町に出合ったという感じになる。

ご近所の人だけを相手にしているという風情の、小さな雑貨屋さんがある。これはどこの町にもあるようだ。ちょっと暗い店内をのぞかせてもらう。

味噌があり、しょうゆがあり、洗剤があり、インスタント食品がある。おせんべもあるし、ローソクもお線香も売っている。

足りないものは何でもここで手に入りそうだ。これぞまさに、コンビニエンスストアではないか。

狭い路地の道ばたに、まるまる太った野良ネコが、無防備なかっこうで眠っていたりする。それを見るだけで、みんな優しい人ばかりなのだろうと想像できる。もしかしたらお年寄りが多く、小さい子どもは少ないのかもしれないと思ったりもする。

あたっているかもしれないし、違っているかもしれない。そうやって、いろいろなことを考えながら、路地を迷い歩くのが好きだ。

見ず知らずのわたしに挨拶をしてくれる人もいる。こちらも最大級の笑顔でお返しをする。知らない人に挨拶されたのはいつ以来だろうと考える。

昔は知らない誰彼と挨拶をした。「暖かくなりましたね」とか、「今日はいいお天気で」などと言葉を交わした。今は黙ってすれ違う。その方が失礼がないと思うようになってずいぶん経ってしまった。

こういう小さな出会いや発見の一つ一つがその町の印象として心に残る。その町の目抜き通りは忘れても、横町の路地のお稲荷《いなり》さんははっきり覚えていたりする。小さな子どもが手を合わせていたのだ。それでその横町が好きになった。

地図など持たずに路地を迷う。これも歩く楽しみだ。わたしにとって目抜き通りの大きな道は、路地に迷い込むための通路でしかない。

この横町に入ろうか、いやもう少し先がよさそうだということばかり考えて歩いているので、有名なそば屋を見過ごしたりする。

友人は「せっかくあの町に行ったのに食べなかったのですか。有名な店なのに」とあきれ顔をする。

まさか、お稲荷さんがあるいい横町を見つけたからそれでいいのだという話をするわけにもいかず、少し困ることがある。

都会歩きのコツ

都心の会社に勤めている知人が家に遊びにきた。

「先生は自然の中を歩くことが多いようですが、ぼくは仕事柄、東京の街をよく歩くんです」と言って、彼流の歩き方を教えてくれた。

といって格別な歩き方など何もない。電車に乗らない、バスに乗らない、タクシーに乗らない。それだけだそうだ。

「山手線の内側は案外にこぢんまりしていて、少し早めに会社を出ればたいていの所は歩いていけるんです」

「よく神保町の古本屋街に行きますが、二十分で行けますね。以前興が乗って、そのまんま歩いて秋葉原の電器店街に行き、さらに歩いて上野まで行って国立博物館でコーヒーを飲みました」

健脚ぶりに驚くが、実際歩いてみるとたいして時間はかからないそうだ。「なるほどな」と思った。赤穂浪士だって早朝、本所松坂町から隅田川を渡って、西の端にある泉岳寺まで歩いたんだ。

「そうなんです、歩くサイズが江戸のサイズなんです」

いいことを言う。東京というと茫漠《ぼうばく》と広がる大都会をイメージしてしまうが、江戸のサイズから眺めれば下町がそれだ。八つぁん、熊さんが大工道具を肩に乗せてせっせと歩く範囲だ。

この話を東京から来た別の知人に話したら、「わたしの会社は新橋にあったんですが、勤めている二十五年間、泉岳寺に行ったことはありませんでした」と言って少し照れた。新橋から泉岳寺は目と鼻の先だ。この人は歩かない方の代表かもしれない。地図感覚で、そんなに近いとは思わなかったからだそうだ。

歩く方の知人は、会社のロッカーにウォーキングシューズと東京の地図を置いてあるという。時間があれば、靴をはき替え、地図をポケットに入れて街に出る。歩いたことのあるコースは、すべて黄色いマーカーペンで線を引く。

「歩いたことのあるコースなら、けっこう何でもわかっています。どこに喫茶店があって、どこに地下鉄の駅があるとか」

都会人は歩かないというが、歩く工夫や意欲が足りないだけだ。

歩こうと思えば、どんな街も歩くことができる。足はそのためにある。簡単便利なタクシーや地下鉄に頼らず、たまには都会を歩いてみる。意外な発見に出合うかもしれない。

「春の小川」は歌いながら歩こう

「〝春の小川〟は東京の渋谷区を流れる川を歌っているのをご存じでしたか」とウンチクを披露されたことがある。代々木八幡辺りに歌碑もあるそうだ。

大都会・東京からは想像もできないことだった。おそらく今はフタをされ、地の底を流れているのだろう。

わたしが好奇心旺盛な人間であることを知っている知人は、「今度いっしょにどの辺りだか探しにいきますか」と誘ってくれた。少し考えて、やめることにした。

たとえ本家がどこであろうと、わたしの「春の小川」はわたしのホームグラウンドをさらさらと流れているからだ。その話をしよう。

知らない道を歩くのも楽しいが、歩き慣れた自分だけの散歩道を歩くとほっとする。

ホームグラウンドのようなもので、そのエリアにあるものは、一木一草に至るまで知っているというような気になっている。そういうお気に入りの場所が、わたしにもいくつかある。

明るいブナの森を歩くコースだったり、小川の岸をたどるコースだったりする。

いつだったかの春、訪ねてきた若い友人たちと小川の岸をたどる散歩コースを歩いた。自分のホームグラウンドを案内するのは、なぜか少し得意げで嬉しい。きっとお金持ちが自分の邸宅を案内するときもこんな気分なのだろう。

小川の岸にスミレが咲いていた。思わず、「春の小川はさらさら流る」という唱歌が口をついて出た。すると、後ろからついてきた若い人が「先生、それは違う」と言う。「春の小川はさらさらいくよ」だというのだ。

「さらさらいくよ」はいかにもおかしい。「川は行かないよ、ほら見てご覧、流れているんだ」と教えるのだが、納得しない。いっしょにいた若い人たちはみんな自分たちはそう習ったというのだ。

「大昔のことだからお忘れになったのではありませんか」と、人をボケ老人扱いする奴までいる。

多勢に無勢で引っ込まざるを得なかった。その後の歌詞も、わたしが知っているのと少し違っているような気がしたが、また「大昔のこと」と言われるのがいやで、黙らざるを得なかった。

散歩の途中で心に引っかかったことは、帰って必ず調べるようにしている。可憐な花をつける植物だったり、鮮やかな色の鳥だったりする。記憶に焼きつけておいて、それが薄れないうちに調べるのは、散歩に付随する大きな楽しみの一つだ。

このときも調べた。わたしは間違ってはいなかった。というより若い人たちの言うことも正しかった。途中で歌詞が変わったのだ。一九四二（昭和十七）年に「さらさら流る」が、「さらさらいくよ」に変わったらしい。

その後の歌詞も、やはり少し変わっていた。若い人たちに得々としてこのことを伝えたかったが、やめることにした。また「大昔のこと」を蒸し返されそうな気がしたからだ。

散歩をしながら小川に話しかけることがある。

「〝さらさらいくよ〟は、おかしいよな」

「見晴台」があると心がウキウキする

高い所が好きだ。だから「見晴台《みはらしだい》」という文字に弱い。

散歩をしていても、高い所があると、わくわくして坂を登ってしまう。

同好の士はいるようで、わたしと同じような「見晴台」派がほかにもいると聞いた。

その人はどんな小さな「見晴台」の看板でも目ざとく見つけ、「ちょっと行ってみましょうか」と言いながら、もう先頭を切って歩いているそうだ。この気持ちはよくわかる。話をしてくれた知人は、この「ちょっと行ってみましょうか」で、延々三十分も山道を歩かされ、おまけに上は霧で、何も見えなかったとグチをこぼす。たしかに、後ろをついていく人はたまらないかもしれない。

しかし、どんな景色が見えるだろうと思いながら歩くのは、それだけで心がはずむ。頭の中では早くも見える景色をあれこれと思い描いている。たとえ曇っていたとしても、上に行けば雲も切れると、思い込んでいる。

霧がかかっていても、晴れるのではないかと空をにらんだりする。だめだとわかると、方位盤を探す。見晴台にはたいていこれがあって、東西南北それぞれ何が見えているかを図入りで示してくれている。

方位盤の周りをぐるりとひと回りして、それで景色を見たような感じになり、満足する。方位盤がなければ、おおよその東西南北を覚えておく。帰ってから地図を眺め、東には何が見えたはず、西には何が見えたはずと、想像する。

もちろん物足りなさはやむを得ないが、それでも行ってよかったと思う。いろいろ考えると、高い所が好きなのだろうということに落ち着く。

木登りも〝得意科目〟だ。枝ぶりがいい木を見つけると、今でも登りたくなる。

さすがに最近はあまり高い所まで行くのは控えているが、それでもあの枝をつかんで、あそこに足をかけてと、目で追うことができる。昔、大学でサルを研究していたから、サルの目で追うことができるのだ。

世の中に木登りが得意な人はたくさんいるだろうが、サルの目で枝ぶりを見られる人はそう多くないのではないか。

すばらしい景色を見るためには労を惜しまない。そんな歩き方があってもいい。あの高さまで登ったら富士山が見えるはずだと考えるとき、脳はすでに鳥の目になって、見えるはずの景色を俯瞰《ふかん》している。

歩いてそれを確かめにいくのだ。しかし見晴台がない所では、多くの場合景色をさえぎる障害物が待ち受けている。これはその場に行ってみなければわからないことだ。

その障害物が木だったら、その木に登りさえすれば想像した景色が眺められるかもしれない。

そう思ったら、誰でも手のひらにつばをつけて、太い幹に取りつきたいと思うのではないだろうか。

五感が育つと、「第六感」が冴えてくる

一人で森の中を歩いているとき神経は研ぎ澄まされている。

耳は木の葉の落ちる音も聞き逃さないようにしようとしている。カサッという音がすると、目はさっと音の方に向く。衰えているとはいうものの、何かの臭いはしないかと、鼻をくんくんさせたりする。

森の中では、知識よりも感覚が優先する。大きな足跡を見つけたら、それが何であるかを知る前に、感覚を総動員して、まず近くにいるかいないかを探ろうとするはずだ。

これまで信州の森の中ではシカやイノシシ、サルなどに出合っている。サルも一匹二匹ならかわいい。しかし群れをなしたサルが、高い所からじっとこちらを

見ているのと目が合うと不気味だ。

臭いもしないし、音もしない。辺りを見回してももちろん何も見えない。それでも生き物の気配を感じる。わたしは自分のこの感じを信じる。五感ではとらえきれないが、第六感でビンビンと感じているのだ。

周りのどこか近くに、何かの生き物が潜んでいる。見つからないようにしようとじっと動かずにいるはずだ。

わたしは静かにその場を去る。すると、だんだん生き物の気配が遠去かる。後ろをふり向きたい欲求はあるが、こういうときは我慢をする。

妙な話だが、わたしに出合いたくないと息を殺してじっとしている生き物をいとおしく感じるからだ。心に少しゆとりが生まれている。

もちろん姿を見ていないのだから、何がいたとは言えない。だが、何かがいたことだけは間違いない。

もちろんいつも第六感が働くわけではない。森の中を歩いていて、目の前に急にシカが飛び出してきたことがあった。

びっくりしたが、シカもびっくりしたようだ。しばらく二人で見つめ合っていたが、シカの方が遠慮してくれて、木立の中に帰っていった。

草むらを歩いていて、突然「ヘビがいる」と思った。立ち止まっていたら、わたしの前を横切っていった。このときは第六感が働いたようだ。

もしかしたら、森が人を動物に変える力ももっているのかもしれない。そんなふうに思うと、また森を歩きたくなる。

自然の中で「仏性」を感じながら歩けば、ゴミは捨てられない

森の話で思い出したが、仏教には「山川草木《さんせんそうもく》悉有《しつう》仏性《ぶつしょう》」という言葉があるそうだ。

文字通りに解釈すれば、山川草木にも仏の心が宿っているということになるのだろう。草や木という生き物ばかりでなく、山や川という自然も仏性を宿してい

るのだという考え方には興味を引かれる。

おもしろいことに、中国仏教やインド仏教にはこうした考え方はなく、日本仏教だけがもつ教えのようなのだ。

仏教が渡来する前の自然崇拝の思想を色濃く残した考え方だ。おそらく西欧人は山や川に神が宿っていると言っても、理解できないだろう。だが、わたしの中にはこの自然観がすんなりと入ってくる。

森にも仏性が宿っていると信じられるのだ。

そういう感じで自然の中を歩くと、また違った世界が見えてくる。

道ばたに転がっている石ころにも仏が宿っているかもしれないと思う。すると簡単に蹴飛ばせなくなる。沢を流れる清流にも仏性があると思うと顔を洗ったり、うがいをしたりする際にも意識する。

自然を壊さないようにしようとか、ゴミを持ち帰ろうというのも、バックボーンとしてこういう考え方があれば、ごく自然に受け入れられるのではないだろうか。

野山を歩いているとよく、「自然を大切に」とか、「ゴミは持ち帰ろう」というような看板を見かける。無粋《ぶすい》だし、それが景観を損ねていると思う。

ゴミを捨てないようにしようと思う人は、看板がなくても持ち帰る。反対にゴミを捨ててもかまわないという輩《やから》は、看板があってもゴミを捨てる。現に「ゴミは持ち帰ろう」という看板の横にゴミが捨てられているのをよく見かけるのだ。

命令や強制ではなく、自然にゴミを持ち帰りたくなる方策を考えればいいのだが、それはどんな方法なのだろう。

何となく「山川草木悉有仏性」という教えの中にヒントがあるように思う。今はまだ、壊されたり、ゴミを捨てられたりしながらも自然には仏性がある。

しかし、このままの状態がいつまでも続くという楽観論はもてないのだ。山川草木から仏性が消えるといったいどうなってしまうのだろう。

自然の中を歩くとき、ほんの少しそんなことも想像していただきたいと思う。

鳥の合唱に、つい家をさまよい出る

鎌倉・梶原谷一帯は、広い〝野鳥のコンサート会場〟になっている。その特等席（?）にわが陋屋がある。

春の時期、コンサートはまだ夜が完全に明けきらないうちから始まる。序章はウグイスだ。上手なのもいれば、途中で引っかかるのもいる。「おいおい、もっと練習してからステージに立てよ」と言いたくなる。が、反面ではまるでパトロンになった気分で、〝若い芸術家〟を見守ってもいる。モーツァルトやショパンのパトロンたちも、きっとこんな気分だったのだろう。

ウグイスが鳴きやむと、次はヒヨドリの出番だ。ピーヨ、ピーヨ、ピーピーピーとけたたましい。これに、ツーピー、ツツピーとシジュウカラが加わる。もう、この辺りになると、あちこちからいろいろな鳥の声が加わり、何が何だかわけがわからなくなる。

鳥たちは気持ちがいいのだろうが、聞かされる方には少し疲れが出てくる。少し静かにならないかなと思うころ、ピタリと鳴きやむ時間がある。幕間《まくあい》だ。いったい誰が指揮をして、こんなにピタリと終わらせるのだろうと気になる。

第二楽章が始まる前に、〝指揮者〟を探しに外に出る。オペラグラスではなく、バードウォッチング用の双眼鏡を持って出る。〝コンサート〟に行くのだが、この際タキシードは勘弁してもらう。

谷に入ると、もうあちこちで鳥たちの音合わせが始まっている。指揮者は、声のよく通るウグイスか、うるさいヒヨドリかとねらいをつけて、双眼鏡を向ける。

ヒヨドリはすぐ見つかるが、ウグイスはなかなか見つからない。

ウグイスには苦い思い出がある。バードウォッチングを始めたころ、わかりやすいと思っていたウグイスを探し、きれいなウグイス色の鳥を見つけた。喜んで、先生格の若い女性をつかまえて、「ウグイスを見つけた」と指さした。

「あれはメジロです。目の周りが白いじゃないですか。それに先生、ウグイスはホーホケキョと鳴くんですよ」。たしかにその鳥は「チーッ、チチイー」と鳴いていた。

今はもちろんウグイスはわかる。色はいわゆるウグイス色というのではなく、もっと茶色っぽい鳥だ。木の高い所で鳴くことが多いのだが、〝声はすれども姿は見えず〟で、なかなか見つからない。

まごまごしているうちに第二楽章が始まる。「蟬時雨《せみしぐれ》」という言葉がある。上から降るように聞こえてくるのだろう。似たような言い方をするなら、わたしは「鳥時雨」の中を気ままに歩く。

耳で歩く――ふとそんな言葉を思いついた。

耳を澄ませば、気持ちいい音が聞こえる

作曲家の芥川也寸志《やすし》さんはご著書（『音楽の基礎』岩波書店）の中で「静寂は音楽の基礎だ」と言っている。「川のせせらぎや潮騒のような連続性の音であっても、その響きは直ちに減衰する音の集団である」と。

川のせせらぎは連続した音のように聞こえるが、そうではなく消えゆく音の集合体だったのだ。静寂の上に、いろいろな音が乗っているという考え方は、言われてみてなるほどそういうことかと納得させられる。

音楽家というのは、静寂の上に音の色彩を塗り重ねるアーティストということになる。そう言われると、自然も偉大なアーティストに思えてくる。

森をさまようと、静寂にいろいろな音が塗り重ねられているのがわかる。川の

せせらぎ、木の葉を渡る風の音、鳥の声――それらが一つのハーモニーになっている。

そんなことを考えながら歩いていたら、自然の奏でる音楽には欠かせないもう一つのファクターがあることに気づいた。

それはわたしの耳だ。

最初わたしは自分の存在を、自然の音楽を聴く一人の観客に過ぎないと思っていた。聴き手としてはかなりいい耳をもっていると自負しているが、音づくりに参加しているわけではない。

しかし自然の中を歩いているとき、無意識に聴きたい音を選り分けていることに気がついた。

たとえば風の音を絞り込んで、鳥のさえずりを楽しむことができるし、それに遠くでキツツキが木をつつく音を重ねることもできる。

音楽には編曲の分野がある。わたしは自然が提供してくれているいろいろな音を自分好みの音楽に編曲して楽しんでいるのではないかと感じたのだ。

耳障りな車の音はできるだけカットして、風の音を聴くということもできるつもりでいる。好きな鳥の声だけに集中することもできる。

森の中にはいつも自分の好きな音楽があると思っていたが、実は自分好みの音楽にアレンジしていたのかもしれない。

その証拠に何人かの友人たちといっしょに、ぐるりと自然の中を歩いて帰ってくると、覚えている音がそれぞれ違うのだ。

風の音がすてきだったという人もいれば、鳥の鳴き声に聞き入っているうちに帰ってきたという人もいる。落ち葉をカサコソさせて歩いてきたのが楽しかったという人は、もっとも積極的に音づくりに参加したということかもしれない。

わたしたちの耳はきっと、指向性のある感度のいい集音マイクなのだ。無意識のうちに自分の聴きたい音を探し出し、適度にいろいろな音と組み合わせて自然の音楽を楽しんでいる――そんな気がする。

今度森の中を歩いたら、ぜひ自分だけの音楽をつくってみてほしい。意外なアーティストだったということに気がつくかもしれない。

探求心こそ、楽しく歩くコツ

　わたしはこれまで歩きながら五感を鍛えてきた。しっかりと景色を見る、音を記憶する。匂いを嗅ぐ。水の冷たさや、樹肌の暖かさを感じ取る。そして、季節季節の旬を味わう。そんなふうにして歩く中で季節を繰り返してきた。

　五感を鍛えるなどという言い方はやや大げさかもしれない。わたしがしてきたことは、これまで書いてきたようなことだけだ。一言で言えば、意識して歩いてきたということで、その気になれば誰でもできることだ。

　理屈っぽい言い方になってしまうが、意識して歩けば誰でも五感が鍛えられるということになる。

　では五感が鍛えられるとどうなるのだろうか。タカのような鋭い眼光をもち、犬のような耳や、嗅覚が備わるのだろうか。

最近どうも違うようだと思うようになった。むしろ逆で、それぞれの領域がおぼろになってくるのを感じるようになった。「気配」とか、「虫の知らせ」を感じるようになることだ。

なんとなく親しい友人から連絡があるような気がする。すると、数日を経ず電話があったりする。

あるいはこうした一連の感覚は、大脳生理学でいう「共感覚」と関連があるのかもしれない。

共感覚とは、音に実際の色がついて見えたり、ある部分で視覚と嗅覚が共有されたりというように、五感それぞれがほかの感覚と結び合って表れる感覚をいう。

詩人で童話作家の宮沢賢治も、この共感覚の持ち主ではなかったかとする説がある。

賢治の短歌に次のようなものがある。

いざよひの月はつめたきくだものの匂をはなちあらはれにけり

この歌は比喩ではなく、月を見たとき賢治には実際にレモンの香りが鼻腔《びこう》をついたというのである。

わたしたちもふだん何気なく、「黄色い声」とか、「甘いささやき」などと言うし、香道では、香を嗅ぐとは言わず、聞くという。色を奏でるなどという言い方もある。いずれも、視覚や聴覚、あるいは味覚や聴覚などがないまぜになって表されている。

こんなふうに考えていくと、匂いを嗅ぐのは鼻だけでなくてもいいかもしれないという感じになる。

あるいは、耳で見たり目で聞いたりするような感覚がどこかに眠っているのではないかという思いもある。

それがほんとうにあるかどうかは別にしても、自然の中で楽しく五感を鍛えていけば、さらに美しい世界が見えてくるのではないかと思うのだ。

探求心はまだまだ止まらない。何かを追い求めている限り、楽しく歩き続けられるのではないかと思っている。

第６章

「歩くこと」「食べること」は脳の幸せ

「よく噛むこと」と「歩くこと」

「よく噛むこと」と「歩くこと」には大きな共通点がある。どちらも直接脳の働きを活性化させているということだ。

体から脳に行く刺激の中で最大のものは、足の大腿筋《だいたいきん》であり、二番目が咬筋《こうきん》だ。

つまり歩けば歩くほど、そして、噛めば噛むほど脳に刺激が伝わり、脳を活性化してくれる。

だから歩けば歩くほど、よく噛めば噛むほど人間は元気になる。逆に噛まない、歩かない人間は次第に活力が失われていくことになるのだ。

この本の冒頭で、最近わたしたちはいかに歩かなくなったかという話を書いた。

実は同じことが「噛むこと」についても言えるのだ。

現代人は昔の人に比べて明らかに噛まなくなっている。

それを端的に表す現象がすでに起きている。「しょうゆ顔」と呼ばれるあごの細い顔の人が増えており、それがまた、もてはやされていることだ。

あごが細くなっているのは、明らかに噛まないからであり、それがもてはやされるのは噛まないことをかっこいいこととして受け入れているからとも考えられる。

わたしたちの祖先は固いものを何度も噛むことによって脳を刺激し、活性化させてきた。わたしは脳の活性化が脳の肥大化をうながし、今日のような人間の脳をつくり上げてきたのだと考えている。

ぼそぼそと草を食べているだけでは、ここまで脳は大きくならなかったはずだ。

わたしたちは「歩く」「よく噛む」ということを通して、一歩ずつ人間への道を歩んできたのだ。

しかし現代はこうして登りつめてきた進化の坂道を、途中で引き返そうとしているかのように見える。

少し誇張して言えば、そういうことになる。とくに最近の若者たちは、よく噛まなくなってしまった。やわらかい食べ物を二、三回噛んだだけで飲み込んでしまう。やわらかいハンバーグやスナック菓子を食べていては、あごが発達するわけがない。

こうして「噛まない」人間から、「噛めない」人間へ移行することになる。しょうゆ顔の登場と時を同じくして若者たちの覇気がなくなっているような気がする。これはちょうど、「歩かない」人間が「歩けない」人間になっていくのと同じだ。

第2章で、肥満はすべての生活習慣病の引き金になると書いたのを覚えていらっしゃるだろうか。そこでは「歩かないと肥満になる」と書いたが、これに加えて、「よく噛まないと肥満になる」ということもつけ加えておきたい。

なぜ「よく噛まないと肥満になる」のだろうか。

よく噛まないと脳の満腹中枢がうまく機能せず、満腹感を感じないのだ。この結果、食べすぎてしまうということになる。よく噛めば腹八分目くらいで満腹中枢が働いて、「もう満腹だ」という合図を出す。

よく噛み、よく歩く。

それだけで健康的な生活が送れ、脳の老化を防げるというわけだ。

「食」は人を良くするためにある

「食」が歩くことともに大切なことだということを、さらに見てみよう。

「食」という字を分解すると「人」を「良」くするとなる。食とは人を「良くする」ことなのだ。

しかも今を良くするだけではない。未来を良くし、楽しい過去もよみがえらせてくれることがある。

たとえばオムライスを食べているとき、ふと懐かしい昔の思い出がよみがえるというようなことはないだろうか。「両親に手を引かれて、初めてレストランでオムライスを食べたときはおいしかったな」などという記憶がよみがえる。

それだけでしばらく幸せな気分にひたれるはずだ。逆に言えば、今の食を大切にすることは、未来を大切にすることにもつながっていく。今の楽しい一食が、未来のいい思い出につながっているのだ。

そう考えると、たかが一食などとおろそかにできなくなる。

これまで書いてきたように、「食」と「歩くこと」とはつながっている。よく歩けば、よく食べられる。逆によく食べれば、よく歩けることにもなる。

食べることも歩くことも、体と脳全体を使った快感運動と考えていいだろう。風に吹かれて自然の中を歩いているときに感じる心地よさと、気の合った人たちと一つの鍋をつつくときに感じる幸福感は、根本的には同じものだ。

「食べる」「歩く」といった脳全体を使った快感運動は、動物としての本能も揺り動かすし、知的な好奇心も満足させてくれる。

わたしたちの遠い先祖は空腹を満たすために荒野をほっつき歩き、必死の思いで得た餌にかぶりついた。こうして感じた動物としてのさまざまな本能的快感を、文化と呼べるものにまで育ててきたのである。

とりわけ「食」は、わたしたちが育ててきた大切な文化だ。

最近とみに「食育」というコトバが口にされるようになった。わたしは「食脳学」ということを主張している。「何を」「誰と」「どのように食べるか」が三本柱だ。答えは「旬のものを」「家族といっしょに」「よく嚙んで食べる」だ。よく嚙むこと（咀嚼《そしゃく》）は直接脳を刺激し、活性化させる。

旺盛な好奇心さえあれば食文化はいくらでも堪能できる。そして、どこへでも自分の足で歩いていける体力さえあれば、好奇心は衰えない。「食」と「歩」。それはわたしたちが快活に生きるための両輪なのである。

歩くときはリュックに作務衣。実に機能的だ

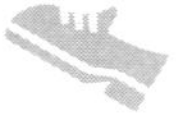

さて、わたしにとって食べ物を買い出しに行くことは、大切な生活行為だ。

もちろん買い出しは、散歩でもある。

買い物に行くときはたいていリュックを背負って歩いていく。

口の悪い友人は「まるで買い出しのようだ」と言う。もっと口の悪い友人は「山下清画伯が歩いているのかと思った」と言う。

わたしは冬でも夏でも藍染めの作務衣《さむえ》で通す。一風変わった格好が、山下画伯を連想させるのかもしれない。

しかしなんと言われてもかまわない。これがわたしの三十年前からのスタイルだ。

これまで地道に体を鍛えたせいで首が太くなり、首周りに合う普段着のシャツがない。首に合わせれば手が袖から出なくなり、袖で合わせれば首のボタンが締まらなくなる。まさにシマラナイ話だがしかたない。

首を締めつけられるのも窮屈でいやだ。そんなときに作務衣を見つけた。こんなに着やすくて行動的なものはない。だから散歩のときも、買い出し（散歩を兼ねる）のときも、ふだん通りの作務衣を着て出かける。

これが実に歩きやすい。それだけでなく、夏などはヤブや林の中を歩いても虫が寄ってこない。藍染め職人が言っていた通りだ。虫ばかりでなく蚊よけの効果もあるようだ。機能性を追求すれば、これに勝るものはない。

リュックもそうだ。歩くときは両手があいていた方がいい。歩きやすいのは当然だが、何かにつまずいたときも、両手があいている方がけがをしないですむ。散歩の途中で転んでオデコをけがしたなど、シマラナイ話になってしまう。荷物もたっぷり入って、疲れずに長い距離を運べる。

着るものも、道具も機能的。機能的なものには機能美があるはずだ。わたしはそれを追求している。だから口の悪い友人たちには、こう反論する。「人間も見てくれではなく、機能性が大切なんだ」。

機能性というと、ハイテク製品の中にしかないように勘違いしている人がいる。しかし必ずしもそうとは言えない。むしろ頑丈で故障知らずのものは、ローテクノロジーの中にあることが多い。作務衣やリュックはその代表だ。

食べ物も、その根本には機能性がある。食べて体のためになる真に機能的な食品とは、ローテクノロジーの考え方と相通じるものがあるのではないだろうか。

ざっと挙げても、

◎素材のしっかりしたもの
◎伝統に培《つちか》われたもの
◎変わらないもの

などが考えられる。わたしが買い出しでリュックをいっぱいにするのは、こういう食品だ。見てくれは悪くてもおいしくて滋養《じよう》に富んでいる。そんなものをせっせと買ってくる。リュックを背負って山を登ってくるわたしに途中で会う人がいたら、いつもわたしがにこにこしていることに気づくだろう。大好きな散歩をしながら、大好きな食事の材料を買ってくる。こんなに心浮き立つ話はない。

この章では食べる楽しさと大切さについて書こうと思っている。

「歩くこと」と「食べること」はコインの表裏のような関係にあるからだ。

旬の料理をふるまうためには、歩くことが大切

はるばるとわが家を訪ねてくださるお客さまには精いっぱいのおもてなしをしたい。

おもてなしとは、やってきてくれた人に喜んでもらい、それを見て自分もいっしょに嬉しくなることだと思う。

どうすれば喜んでもらえるか。手づくりの旬の料理をふるまうことだと思って

いる。これにはいくつもの心躍る喜びがある。

まずあれこれとメニューを考える喜びがある。といってもそうたくさんの料理のレパートリーがあるわけではない。だからメニュー選びは素材が中心になる。今おいしいものはあれとこれというように、複数の素材を選んでおく。

これがもてなしの最初の喜びだ。

次にリュックを背負って買い出しにいく。腹を空かせておかないと、せっかくの料理がおいしく食べられない。だから歩いて買いにいく。短い距離で片道四〜五キロ。多少遠くまで歩いても、鮮度のいい魚介を置いている店がいい。

ともかく歩く。友人が来れば散歩はできないから、ここを先途《せんど》とすたすた歩く。実に気持ちがいい。

そして目当ての魚屋さん。魚を見て最終的にメニューを決める。秋から冬にかけては牡蠣《かき》がおいしいが、いいのがなければ、ほかのものに変えてしまう。運よくシラスがあると、大喜びしてまずシラスを買う。これでメインは決まりだ。

シラスと言っても生シラス。透き通って、目だけが黒く光っている。洗って水を切ってショウガじょうゆでそのままいただく。お酒にも合うし、ご飯にも合う。つまみにもおかずにもなるすぐれた一品だ。漁があれば一年中手に入るのだが、すぐ売れてしまうので、なかなか買えない。

旬は秋だ。秋はとくに手に入りにくいので、最初の計画には入れられない。それでもなんとなく生シラスを期待して、午前中の早い時間に魚屋に行く。運よくあると、後の予定が大きく変わる。

生のシラスは足が速い。おいしく食べるためには、のんびり歩いてなど帰れない。大急ぎで旬の野菜などを買い、今度は電車やバスなどの乗り物を使って飛んで帰る。

冷蔵庫に入れてほっとひと安心し、お客さまの来る時間を気にしながら、また外に出る。野の花探しだ。

秋ならば、カラスウリを採ってきて、部屋に飾る。目についた野草があれば、ほんの少しだけそれも採る。

自然を家の中にも取り込んで、お客さんといっしょに〝小さな秋〟を感じたいのだ。こうして準備をしながら待つ時間も楽しいものだ。

野の花や実を飾るというのはほんの小さな演出だが、わたしはこれを欠かしたくない。目で楽しみ、会話を楽しみ、最後に料理で盛り上がる。そういう一連の流れを自分の脳と体を使って演出する。それが心のこもったおもてなしだと思うのだ。

歩かなければいいものは見つからない。手間暇を惜しまないこと——それが旬をふるまう秘訣だ。歩かないでお客さまを満足させることはできない。こうした散策の結果、得られる究極のもの——それは大切なお客さまの笑顔だ。

歩いた日は飲む、歩かない日は飲まない

うまい料理にうまい酒があるとたまらない。それだけで幸せになれる。お酒はカロリーが高い。だから〝無粋な〟栄養学者は、どうしても飲みたいなら、飲む前に運動しろなどと言う。ビールをおいしく飲みたければ、ウォーキングで汗を

流せというわけだ。

無粋ではあるが、言うことには一理あると認めざるを得ない。たしかに運動すればお酒はおいしい。汗を流せばビールはおいしい。

反対に何の運動もしないで、夕方から赤提灯をくぐる人がいる。これは体によくない。

わたしは週に二、三回、プールに泳ぎにいく。前に書いたように歩いていく。よくスポーツジムに車で乗りつける人がいる。他人事ながらどうも納得がいかない。体を鍛えることが目的なら、ジョギングで行くか、せめて自転車で行けばより効率的に運動ができるはずだ。

体を鍛えるということの根本が間違っているような気がしてならない。

と、えらそうなことを言っているが、ほんとうのことを言うと他人のことをとやかく言えるほどではない。

泳いでいるとき、「これで今日もおいしいお酒が飲めるな」などという思いが頭をよぎる。

おいしいお酒を飲むために体を動かすなどというのは、やはり根本が間違っているのだろう。それでも、いつまでもおいしいお酒が飲み続けられるように、一所懸命に体を動かす。

帰りにはおいしい旬の肴《さかな》を買って帰る。肴をおいしく食べるための「調味料」として酒がいるのだと理屈をこねてみる。

たしかに酒はカロリーが高い。飲みすぎれば体にも悪いだろう。でも、おいしい肴を食べるための「調味料」程度に飲むなら、百薬の長になるのではないだろうか。溜まった疲労感が酒とともに溶けていき、気持ちがリラックスする。

しかしほんとうの喜びは、こんな薬の効能書きのような書き方ではとても表せない。酒に限らず、好きな食べ物を目の前にすると脳が快感を覚える。快感に理屈はない。五感全部が感応する喜びがそこにあると言ってもいいだろう。

至福のときとはこういう状態を指す。

酒と肴ぐらいで……と笑ってはいけない。脳の快感は「脳の活性化」とイコールだ。生き生きと脳が動くということは、若さが保たれているということにほかならない。

脳が感動を失うと、食べることへの熱意が薄れる。惰性で食べ、惰性で飲むというような状態になる。「酒なんか酔っぱらえれば何でもいいし、つまみなんか鼻をつまめばいい」などと言い出したら、老いは一気に進む。

うまい肴と、酒というおいしい「調味料」があると、それだけで人生は幸せだ。うまい肴に限っては、「百薬の調味料」は多め、濃いめがいい。

とはいえ、「歩いたから飲む。歩かなければ飲まない」――このくらいは守らなければならないと自分に言い聞かせている。飲みたかったら、まず散歩に出かけるべし。

山に来たら、野草をいただく

野尻高原の山荘「サロン・ド・ゴリラ」には、いろいろな来訪者がある。東京からお土産持参で来る人もいるが、おもしろいのは手ぶらでふらっとやってきて、野に出ておいしい山野草を摘んでくる人だ。出かけると二時間も戻ってこない。そして両手いっぱいに野草を抱えて帰ってくる。まさに手土産だ。

これはおひたし、これは天ぷらと選り分けて、料理の腕をふるってくれる。このお土産も大歓迎だ。

こういう人たちと知り合う前は、ただの野に咲く雑草としか見えなかった植物が、季節を告げる旬の食材になった。

野山を歩き回るだけで、食材はいくらでも手に入る。歩けば歩くほど知識は増え、あれも食べられる、これもおいしいと目移りする。

というわけで、わたしも同行することになった。そして今ではわたしが率先してお客さまを〝先導〟する。野や林を一、二時間も歩く。趣味と実益を兼ねているから実におもしろく歩ける。

春のイタドリは、塩を入れた熱湯でさっとゆで、水気をしぼって三杯酢で和《あ》え物にする。その昔は民間薬として重宝され、「痛みを取った」のが名前の由来というウンチクまで教わった。

スミレの若芽は生でもおいしく食べられるし、花と茎はおひたしにし、細かく刻んでゆでた葉は、薄い塩味をつけて炊いたご飯に混ぜるだけで、香り豊かな菜飯になる。

夏のノカンゾウ（古名・忘れ草）、アカザに秋のキキョウなど、いずれもおいしく食べられることを教えてもらった。こういう知恵を一つ得るたび、人生が一つ豊かになる。いくつになっても知らないことがあり、知らない味があるのが嬉しい。

これらを一つ一つ覚えていくだけで、退屈などする暇がない。

たまには大空の下で食べよう

食べることは本来最高の喜びだ。しかしそれを喜びと感じない人がいる。「何を食べてもおいしくない」というのだ。最近よくこんな話を聞くから、食に喜びを感じない人が増えているのかもしれない。

いろいろな原因が考えられるが、病気でもない限り解決策はひとつだ。

それは外で食べることだ。といっても、レストランで食事をすることではない。お弁当を持って野山を歩き、景色のいい場所で食事をすることだ。

こういう場所では何を食べてもおいしい。塩をまぶしただけのおにぎりのように、シンプルな弁当が実においしく感じられるのだ。

できれば、手作りのものがいい。コンビニの弁当でもいいのだが、手作りに勝るものはない。というより、手作りのシンプルな食べ物のおいしさを思い出させてくれるのが、野外で食べる食事なのだ。

無知か悪意をもってつくらない限り、おいしくない食事などない。それをなぜ「おいしくない」と感じてしまうかといえば、食べる人の方に問題がある。

「おいしい」と思うことを忘れている人が意外に多いのだ。

そこで、「最近妻のつくる料理がおいしくない。手抜きをしているのではないか」とか、「おいしいと評判の店に行ったが、ぜんぜんおいしくなかった」など、作り手側に問題があるのだろうと考えてしまう。

実はそうではなくて、食べる方が食に関して一種のスランプに陥っていることが多いのだ。

一種のスランプだから原因は千差万別ある。だがわたしは「歩かない」ということが、原因のひとつとして共通しているように思っている。

だから、「最近何を食べてもおいしくないんだ」という人に、「お弁当を持って家族や気のあった仲間たちとハイキングに出かけてみたらどうだろう」と勧めている。

景色のいい道を楽しく歩く。歩けば気持ちよくお腹がすく。そこを少しだけ我慢して、おいしくお弁当を食べられるいい場所を探す。

何人かで歩いていると、「そろそろ飯にしないか」と言い出す人がいる。すると、「もう少し歩いたらもっと景色のいい場所がある」という人が出てくる。このあたりから、お腹のすき具合を考えながらの本格的な昼食の場所探しが始まる。

ああだこうだと言い合ってたどり着いた所が、最高の場所だ。

こうした場所で開く弁当が「おいしくなかった」という話を、これまで聞いたことがない。「塩をふった握り飯って、甘みがあったんだね」とか、「この漬け物はいい味だね」などと、「うまい」「うまい」が飛び交う。

きちんとつくっていればおいしくない料理などない。料理とは本来おいしいものなのだ。歩いていなかったり、体を動かしていないと、ついそのことを忘れてしまう。

よく晴れた気持ちのいい日に自然の中を楽しく歩き、お腹をすかせて外で食事をするだけで、「おいしい」とはどういう事なのかを簡単に思い出せる。

著者紹介
大島　清（おおしま　きよし）
京都大学名誉教授。医学博士。1927年、広島県生まれ。東京大学医学部卒業後、ワシントン州立大学に留学。京都大学を定年退官後、サロン・ド・ゴリラを主宰。ビジネスマン、主婦、若者、子どもの諸活動と脳の関係を中心に執筆、講演などでエネルギッシュに活躍。
著書に、『人生は定年からが面白い』『脳が若返る遊歩学』『定年後に若がえる生き方』（以上、講談社）、『歩く人はなぜ「脳年齢」が若いか？』『犬と歩けば脳にいい！』『快活脳の育て方』『なぜか「肝っ玉が太い人」の共通点』『好かれる老人　嫌われる老人』『「生きる力」の強い人弱い人』『脳年齢が若くなる生き方』『かんたん、手抜き、うまい「おとこ飯」』（以上、新講社）など多数。

この作品は、2004年５月に新講社より刊行された。

PHP文庫　歩くとなぜいいか？

2007年5月21日　第1版第1刷
2023年4月3日　第1版第55刷

著　者　大島　清
発行者　永田貴之
発行所　株式会社ＰＨＰ研究所
東京本部　〒135-8137　江東区豊洲5-6-52
ビジネス・教養出版部　☎03-3520-9617（編集）
普及部　☎03-3520-9630（販売）
京都本部　〒601-8411　京都市南区西九条北ノ内町11

PHP INTERFACE　https://www.php.co.jp/

制作協力
組　版　株式会社PHPエディターズ・グループ

印刷所
製本所　凸版印刷株式会社

© Kiyoshi Ohshima 2007 Printed in Japan ISBN978-4-569-66860-4

※本書の無断複製（コピー・スキャン・デジタル化等）は著作権法で認められた場合を除き、禁じられています。また、本書を代行業者等に依頼してスキャンやデジタル化することは、いかなる場合でも認められておりません。
※落丁・乱丁本の場合は弊社制作管理部（☎03-3520-9626）へご連絡下さい。送料弊社負担にてお取り替えいたします。

PHP文庫

ガンにならない食べ方、生き方

石原結實 著

ニンジンジュースや玄米を中心とした「自然食療法」で、ガンを予防する！　体を温め、血液をサラサラにしてガンと無縁の生活をする方法。